SCHILDDRÜSENKREBS

Ein umfassender Leitfaden
für Patienten

Dr. Bhratri Bhushan MD, DM

Copyright © 2024 Dr. Bhratri Bhushan

Alle Rechte vorbehalten. Kein Teil dieser Veröffentlichung darf in irgendeiner Form oder auf irgendeine Weise, einschließlich Fotokopieren, Aufzeichnen oder anderen elektronischen oder mechanischen Methoden, ohne die vorherige schriftliche Genehmigung des Verlegers reproduziert, verteilt oder übertragen werden, außer im Falle kurzer Zitate, die in kritischen Rezensionen und bestimmten anderen nichtkommerziellen Verwendungen, die durch das Urheberrecht erlaubt sind, enthalten sind.

Für Genehmigungsanfragen schreiben Sie bitte an den Verleger, adressiert an „Aufmerksamkeit: Genehmigungskoordinator", an die folgende Adresse:

A30, Ananta Institute of Medical Sciences,
Rajsamand, Rajasthan, Indien 313202
E-Mail: www.bhratri@gmail.com

Dieses Werk wird „wie besehen" bereitgestellt, und der Autor sowie der Verleger lehnen alle Gewährleistungen, ausdrücklich oder stillschweigend, ab, einschließlich aller Gewährleistungen hinsichtlich der Genauigkeit, Vollständigkeit oder Aktualität des Inhalts dieses Werks.

Im maximalen Umfang, der nach geltendem Recht zulässig ist, übernimmt der Verleger keine Verantwortung für Schäden und/oder Verletzungen von Personen oder Eigentum im Rahmen des Produkthaftungsrechts, des Deliktsrechts oder anderweitig, oder aus irgendeinem Verweis auf oder Gebrauch durch eine Person dieses Werkes.

CONTENTS

Title Page
Copyright
Preface
Eine interaktive Übersicht 1
Papilläres Schilddrüsenkarzinom (PTC) 60
Follikulärer Schilddrüsenkrebs 81
Onkozytisches Schilddrüsenkarzinom 86
Medulläres Schilddrüsenkarzinom 88
Anaplastisches Schilddrüsenkarzinom 107
About The Author 115

PREFACE

Willkommen zu diesem umfassenden Leitfaden über Schilddrüsenkrebs, der speziell für Patienten und ihre Angehörigen entwickelt wurde. Egal, ob Sie neu diagnostiziert wurden, sich durch Behandlungsmöglichkeiten navigieren oder die Komplexität von Schilddrüsenkrebs verstehen möchten, dieses Buch soll Ihnen die Informationen und Unterstützung bieten, die Sie auf diesem herausfordernden Weg benötigen.

Die verschiedenen Arten von Schilddrüsenkrebs, einschließlich papillärem, follikulärem, onkozytischem, medullärem und anaplastischem Schilddrüsenkarzinom, bringen jeweils ihre eigenen einzigartigen Herausforderungen und Behandlungsmöglichkeiten mit sich. Unser Ziel ist es, diese Erkrankungen zu entmystifizieren und Sie mit Wissen zu befähigen, um informierte Entscheidungen über Ihre Gesundheit zu treffen.

Dieses Buch ist so strukturiert, dass es einen klaren und umfassenden Überblick über Schilddrüsenkrebs bietet, einschließlich seiner Diagnose, Behandlungsmöglichkeiten und neuer Therapien. Wir werden die neuesten Fortschritte in Forschung und Technologie erkunden, die die Landschaft des Managements von Schilddrüsenkrebs prägen. Wichtig ist, dass wir die Informationen auf eine zugängliche und mitfühlende Weise präsentieren, da wir die emotionalen und physischen Belastungen erkennen, die eine Krebsdiagnose mit sich bringen kann.

Wir ermutigen Sie, diese Ressource als Werkzeug für Gespräche mit Ihrem Gesundheitsteam zu nutzen und sich Unterstützung von Familie, Freunden und Patientenvertretungsgruppen zu holen. Denken Sie daran, dass Sie auf diesem Weg nicht allein sind. Bewaffnet mit Wissen, Hoffnung und der Unterstützung Ihrer Angehörigen können Sie den Herausforderungen des Schilddrüsenkrebses mit Zuversicht begegnen. Wir hoffen, dass dieses Buch als Begleiter dient und Ihnen Klarheit und Trost bietet, während Sie diesen Weg zur Heilung und Genesung einschlagen.

EINE INTERAKTIVE ÜBERSICHT

F. Was ist Schilddrüsenkrebs?

Antwort: Schilddrüsenkrebs ist eine Krebsart, die in der Schilddrüse auftritt, einer kleinen Drüse an der Vorderseite des Halses, und durch abnormales Zellwachstum im Schilddrüsengewebe gekennzeichnet ist.

Die Schilddrüse ist eine schmetterlingsförmige Drüse, die aus zwei Lappen – dem rechten und dem linken – besteht, die durch ein schmales Gewebestück, den Isthmus, verbunden sind. Diese Drüse produziert Hormone, die für die Funktionen des Körpers von entscheidender Bedeutung sind. Diese Hormone zirkulieren im Blut und helfen, die Körpertemperatur, den Blutdruck, die Herzfrequenz, das Gewicht und den Stoffwechsel zu regulieren.

Die Schilddrüse produziert zwei Haupt-Hormone: Thyroxin (T4) und Triiodthyronin (T3), die zusammen als „Schilddrüsenhormon" bezeichnet werden. Jod, ein Mineral, das in einigen Lebensmitteln und jodiertem Salz enthalten ist, ist für die Produktion dieser Hormone unerlässlich. Hinter der Schilddrüse befinden sich vier winzige Nebenschilddrüsen, die den Kalziumspiegel im Blut kontrollieren.

In den letzten 40 Jahren ist die Häufigkeit von Schilddrüsenkrebs in den USA deutlich angestiegen, mit ähnlichen Trends weltweit. Es ist derzeit die 13. häufigste Krebsart insgesamt und die 6. häufigste bei Frauen.

Schilddrüsenkrebs wird in mehrere Typen unterteilt, die sich durch ihr mikroskopisches Erscheinungsbild und andere unterscheidende Merkmale unterscheiden. Unter den Haupttypen machen etwa 90 % papilläres Schilddrüsenkarzinom (PTC), 4 % follikuläres Schilddrüsenkarzinom (FTC), 2 % Hürthle-Zell-Karzinom, 2 % medulläres Schilddrüsenkarzinom (MTC) und 1 % anaplastisches Schilddrüsenkarzinom (ATC) aus.

Die Häufigkeit von Schilddrüsenkrebs variiert erheblich je nach Region, insbesondere bei Frauen. Die höchsten Raten werden in wohlhabenderen Ländern wie Südkorea, Kanada, Italien, Frankreich, Israel, Kroatien, Österreich und den USA sowie in einigen mittel- bis gehobenen Einkommensländern wie der Türkei, Brasilien, Costa Rica und China beobachtet. Bestimmte Inselregionen, wie Zypern, Kap Verde, Französisch-Polynesien, Neukaledonien und Puerto Rico, weisen ebenfalls hohe Inzidenzraten auf. Diese Unterschiede sind hauptsächlich auf den Zugang zum Gesundheitssystem und diagnostische Praktiken zurückzuführen, obwohl auch Umweltfaktoren eine Rolle spielen könnten. Während die Inzidenz von Schilddrüsenkrebs je nach Standort stark variiert, sind die Sterblichkeitsraten in der Regel niedriger und zeigen weniger geografische Unterschiede.

Die Inzidenz von Schilddrüsenkrebs steigt vom Jugendalter bis ins mittlere Alter an, erreicht bei Frauen ihren Höhepunkt um das 55. Lebensjahr und bei Männern um das 65. Lebensjahr und nimmt dann mit zunehmendem Alter ab. Derzeit beträgt das lebenslange Risiko, an Schilddrüsenkrebs zu erkranken, 1 zu 55 für Frauen und 1 zu 149 für Männer. Trotz der hohen Inzidenz ist die Sterblichkeitsrate niedrig, etwa 0,5 Todesfälle pro 100.000 pro Jahr, mit geringem Hinweis auf geschlechtsspezifische Unterschiede.

F. Ich habe Knoten in meiner Schilddrüse, bedeutet das, dass ich Schilddrüsenkrebs habe?

Antwort: Ein Schilddrüsenknoten ist eine Wucherung oder ein Klumpen, der sich in der Schilddrüse bildet. Er kann fest oder flüssigkeitsgefüllt sein. Die meisten Knoten sind gutartig, aber einige können bösartig sein und müssen weiter untersucht werden. Sehr kleine Knoten sind normalerweise nicht sichtbar oder spürbar, aber größere Knoten können bei einer Halsuntersuchung durch Ihren Arzt entdeckt werden.

Schilddrüsenknoten können verschiedene Ursachen haben, darunter:

1. Jodmangel: Ein Mangel an Jod in der Ernährung kann zur Bildung von Schilddrüsenknoten führen.
2. Überwucherung normalen Schilddrüsengewebes: Diese als Schilddrüsenadenom bekannte Überwucherung ist in der Regel gutartig, kann aber manchmal Schilddrüsenhormone produzieren.
3. Schilddrüsenzysten: Diese flüssigkeitsgefüllten Knoten können aus der Degeneration von Schilddrüsenadenomen entstehen.
4. Chronische Entzündungen: Erkrankungen wie Hashimoto-Thyreoiditis, eine Autoimmunerkrankung, können zu Schwellungen der Schilddrüse und Knotenbildung führen.
5. Multinodulärer Kropf: Eine Vergrößerung der Schilddrüse mit mehreren Knoten.
6. Genetische Faktoren: Eine familiäre Vorbelastung mit Schilddrüsenknoten oder Schilddrüsenkrebs kann das Risiko für die Entwicklung von Knoten erhöhen.
7. Schilddrüsenkrebs: Obwohl seltener, können bösartige Schilddrüsenknoten auftreten, die eine weitergehende Untersuchung erfordern.

Die meisten Schilddrüsenknoten verursachen keine Symptome und werden oft zufällig bei bildgebenden Untersuchungen entdeckt, die aus anderen Gründen durchgeführt werden. Größere Knoten können jedoch Symptome verursachen, wie

zum Beispiel:
- Ein spürbarer Knoten im Hals
- Schmerzen im Hals
- Veränderungen der Stimme
- Atembeschwerden
- Schluckbeschwerden

Es ist wichtig zu betonen, dass die Mehrheit der Schilddrüsenknoten nicht bösartig ist.

F. Warum habe ich Schilddrüsenkrebs entwickelt?

Antwort: Ein ätiologischer Faktor bei Krebs bezieht sich auf jede Ursache oder Substanz, die zur Entwicklung von Krebs beiträgt. Dazu können Umwelteinflüsse, Lebensstilfaktoren, genetische Mutationen, Infektionen oder chemische Stoffe gehören, die abnormales Zellwachstum auslösen oder fördern und so zur Entstehung von Krebs führen. Es wurden mehrere Faktoren im Zusammenhang mit Schilddrüsenkrebs identifiziert.

Menschen, denen bei der Geburt das weibliche Geschlecht zugewiesen wurde, haben eine dreimal höhere Wahrscheinlichkeit, an Schilddrüsenkrebs zu erkranken, als Menschen, denen das männliche Geschlecht zugewiesen wurde. Im Gegensatz zu vielen anderen Krebsarten wird Schilddrüsenkrebs häufig in jüngerem Alter diagnostiziert und ist die häufigste Krebsart bei Erwachsenen im Alter von 18 bis 33 Jahren.

Obwohl viele Menschen mit Schilddrüsenkrebs keine klaren Risikofaktoren aufweisen, gibt es einige gut bekannte, darunter:

1. Strahlenexposition: Personen, die sich einer Strahlentherapie im Bereich von Kopf oder Hals unterzogen haben, wie z. B. bei Krebserkrankungen im Kindesalter, haben ein höheres Risiko, Schilddrüsenkrebs zu entwickeln. Auch die Exposition gegenüber großen Mengen von Strahlung bei Umweltkatastrophen erhöht dieses Risiko.

2. Familiengeschichte: Die meisten Fälle von Schilddrüsenkrebs treten sporadisch auf, ohne eine offensichtliche Ursache oder Risikofaktor. Ein kleiner Prozentsatz ist jedoch erblich bedingt und wird durch genetische Mutationen verursacht, die innerhalb der Familie weitergegeben werden. Eine persönliche oder familiäre Vorgeschichte von Schilddrüsenkrebs oder verwandten Syndromen kann das Risiko erhöhen, an der Krankheit zu erkranken. Zu diesen Syndromen gehören familiäre adenomatöse Polyposis (FAP), das Carney-Komplex, das Cowden-Syndrom (auch bekannt als PTEN-Hamartom-Tumor-Syndrom oder PHTS) und die multiple endokrine Neoplasie (MEN). Insbesondere das Cowden-Syndrom ist mit einem erhöhten Risiko für das follikuläre Schilddrüsenkarzinom sowie andere Krebsarten und Gesundheitsprobleme

verbunden. Informieren Sie Ihren Arzt unbedingt, wenn Sie oder Ihre Familie eine Vorgeschichte mit Krebserkrankungen haben.

F. Was sind die Symptome und Anzeichen von Schilddrüsenkrebs?

Antwort: Die Symptome und Anzeichen von Schilddrüsenkrebs können variieren und sind oft subtil oder ähneln denen anderer Erkrankungen. Eines der häufigsten Anzeichen ist das Vorhandensein eines Knotens oder einer Wucherung im Hals, die möglicherweise bei einer Routineuntersuchung auffällt oder ertastet wird. Mit fortschreitendem Krebs können Veränderungen der Stimme auftreten, wie Heiserkeit oder eine anhaltende Stimmveränderung, die sich nicht bessert. Schluckbeschwerden sind ein weiteres mögliches Symptom, das oft als Druckgefühl oder Verengung im Hals beschrieben wird, was zu Unbehagen beim Essen oder Trinken führen kann.

Auch Nackenschmerzen, insbesondere wenn sie in die Ohren ausstrahlen, können ein Symptom sein, ebenso wie geschwollene Lymphknoten im Hals, was auf eine Ausbreitung des Krebses hindeuten kann. Patienten bemerken möglicherweise, dass ein Knoten schnell an Größe zunimmt, was Besorgnis erregt. Darüber hinaus kann ein anhaltender Husten, der ohne klare Ursache wie eine Erkältung oder Allergien auftritt, ein Warnsignal sein.

Es ist wichtig zu betonen, dass diese Symptome auch bei gutartigen Erkrankungen auftreten können. Daher sollten Personen, die diese Anzeichen bemerken, eine ärztliche Untersuchung in Anspruch nehmen, um eine genaue Diagnose und angemessene Behandlung zu erhalten.

F. Wie wird Schilddrüsenkrebs diagnostiziert?

Antwort: Wenn ein Schilddrüsenknoten entdeckt oder vermutet wird, werden normalerweise ein Bluttest auf das Schilddrüsen-stimulierende Hormon (TSH) sowie eine Ultraschalluntersuchung der Schilddrüse und des Halses durchgeführt. Auf Grundlage dieser Ergebnisse entscheidet Ihr Arzt, ob eine Biopsie erforderlich ist.

TSH ist ein Hormon, das von der Hirnanhangsdrüse, die sich an der Basis des Gehirns befindet, produziert wird und die Produktion von Schilddrüsenhormonen reguliert. Obwohl ein TSH-Test Schilddrüsenkrebs nicht diagnostizieren kann, hilft er dabei festzustellen, ob ein Knoten Schilddrüsenhormone produziert. Knoten, die Schilddrüsenhormone produzieren, sind selten bösartig.

Hohe TSH-Werte deuten normalerweise auf niedrige Schilddrüsenhormonspiegel hin, während niedrige TSH-Werte auf hohe Schilddrüsenhormonspiegel hinweisen, eine

Erkrankung, die als Hyperthyreose oder Überfunktion der Schilddrüse bekannt ist. Wenn der TSH-Wert niedrig ist, kann Ihr Arzt einen Radiojod-Aufnahmetest (RAI-Test) anordnen, um die Funktion der Schilddrüse weiter zu beurteilen.

Ultraschall ist die wichtigste bildgebende Methode zur Beurteilung von Schilddrüsenknoten. Dabei werden Schallwellen verwendet, um Bilder zu erzeugen, die Größe, Form und Lage des Knotens zeigen. Der Vorgang ist schnell und schmerzfrei, und er wird in der Regel durchgeführt, während der Patient liegt. Ein Gel wird auf die Haut aufgetragen, und eine handgeführte Ultraschallsonde wird über den Bereich der Schilddrüse bewegt. Wenn der Ultraschall verdächtige Lymphknoten im Hals zeigt, könnten zusätzliche Bildgebungsverfahren wie ein CT oder ein MRT mit Kontrastmittel für eine detailliertere Ansicht empfohlen werden.

Biopsie

Der diagnostische Weg beginnt typischerweise mit bildgebenden Untersuchungen, hauptsächlich Ultraschall, die helfen, diese Knoten zu entdecken und ihre Eigenschaften zu beurteilen. Die Entscheidung, eine Biopsie durchzuführen, wird sorgfältig getroffen. Sie basiert auf einer gründlichen Bewertung der während der Ultraschalluntersuchung beobachteten Merkmale des Knotens. Zu den Schlüsselfaktoren, die diese Entscheidung beeinflussen, gehören die Größe, Form und Zusammensetzung des Knotens sowie das Vorhandensein von Begleitsymptomen wie Schmerzen oder Schluckbeschwerden. Im Allgemeinen erfordern Knoten, die größer als 1 Zentimeter sind oder verdächtige Merkmale aufweisen, eine weitere Untersuchung durch Biopsie.

Nicht alle Knoten erfordern jedoch sofortige Eingriffe; einige zeigen gutartige Merkmale und können sicher über einen längeren Zeitraum beobachtet werden. In solchen Fällen können die Ärzte eine "beobachtende Abwarten"-Strategie verfolgen und regelmäßige Ultraschalluntersuchungen einplanen, um etwaige Veränderungen in Größe oder Aussehen des Knotens zu überwachen. Dieser Ansatz hilft, unnötige Eingriffe zu minimieren und den Patienten die potenziellen Risiken und Unannehmlichkeiten einer Biopsie zu ersparen, während gleichzeitig sichergestellt wird, dass Anzeichen einer Bösartigkeit bei Bedarf sofort behandelt werden. Regelmäßige Überwachung ist besonders wichtig bei Patienten mit Risikofaktoren für Schilddrüsenkrebs, wie einer familiären Vorgeschichte oder früherer Strahlenbelastung.

Wenn eine Biopsie für notwendig erachtet wird, ist die Feinnadelaspiration (FNA) die am häufigsten eingesetzte Technik. Die FNA ist ein minimal-invasiver Eingriff, bei dem eine dünne, hohle

Nadel verwendet wird, um kleine Zellproben aus dem verdächtigen Knoten zu entnehmen. Der Eingriff wird in der Regel unter Ultraschallführung durchgeführt, um eine präzise Entnahme aus dem Knoten zu gewährleisten und gleichzeitig das Unbehagen des Patienten zu minimieren.

Während des FNA-Verfahrens führt der Arzt die Nadel in den Knoten ein und entnimmt eine kleine Menge Gewebe oder Flüssigkeit zur Untersuchung. Es können mehrere Proben entnommen werden, um die diagnostische Genauigkeit zu erhöhen. Das gesammelte Material wird dann an ein Labor geschickt, wo es von einem Pathologen analysiert wird. Die FNA wird wegen ihrer Einfachheit, Effektivität und des relativ geringen Komplikationsrisikos im Vergleich zu invasiveren chirurgischen Biopsien bevorzugt.

Nach Abschluss der Biopsie werden die Proben an einen Pathologen weitergeleitet – einen Experten für die Diagnose von Krankheiten durch mikroskopische Untersuchung von Zellen und Gewebe. Der Pathologe spielt eine entscheidende Rolle im diagnostischen Prozess, da er die Proben bewertet, um festzustellen, ob der Knoten bösartig ist. Die Analyse umfasst die Beurteilung der Zellstruktur und das Suchen nach spezifischen Merkmalen, die auf eine Bösartigkeit hinweisen.

Wenn eine Bösartigkeit bestätigt wird, identifiziert der Pathologe den spezifischen

Typ des Schilddrüsenkrebses, was für die Erstellung eines geeigneten Behandlungsplans von wesentlicher Bedeutung ist. Verschiedene Arten von Schilddrüsenkrebs, wie papilläre, follikuläre, onkozytische, medulläre und anaplastische Schilddrüsenkarzinome, haben unterschiedliche biologische Verhaltensweisen und Behandlungsmethoden. Die genaue Bestimmung des Typs ist entscheidend, um den richtigen Behandlungsplan festzulegen und das voraussichtliche Ergebnis besser vorhersagen zu können.

In bestimmten Fällen, wie bei follikulären und onkozytischen Tumoren, kann die FNA Aufschluss über die Art der vorhandenen Zellen geben, jedoch nicht eindeutig feststellen, ob der Knoten bösartig ist. Diese Unsicherheit erfordert oft weitere Untersuchungen. Wenn die FNA-Ergebnisse unklar sind oder auf eine potenziell bösartige Läsion hindeuten, kann ein chirurgischer Eingriff erforderlich sein, um eine größere Gewebeprobe für eine endgültige Diagnose zu entnehmen. Dies könnte eine Lobektomie beinhalten, bei der ein Teil der Schilddrüse entfernt wird, oder eine vollständige Thyreoidektomie, je nach Ausmaß der Erkrankung.

In den letzten Jahren haben Fortschritte in der molekularen Testung neue Möglichkeiten zur Verbesserung der diagnostischen Genauigkeit bei Schilddrüsenkrebs eröffnet. Diese Tests analysieren das genetische Profil des Knotens und identifizieren Mutationen oder molekulare Marker, die mit einer Bösartigkeit in Verbindung stehen. Durch die Untersuchung dieser molekularen Eigenschaften können Ärzte das Krebsrisiko eines bestimmten Knotens besser einschätzen.

Molekulare Tests, wie die Untersuchung von BRAF-, RAS- und RET/PTC-Mutationen, können insbesondere bei unklaren FNA-Ergebnissen wertvolle Erkenntnisse liefern. Zum Beispiel, wenn die FNA auf ein follikuläres Neoplasma hindeutet – wobei unklar ist, ob der Knoten gutartig oder bösartig ist – kann die molekulare Testung helfen zu entscheiden, ob eine Operation notwendig ist. Dieser gezielte Ansatz kann unnötige Operationen bei Patienten mit gutartigen Erkrankungen vermeiden und gleichzeitig sicherstellen, dass Patienten mit einem Risiko rechtzeitig und angemessen behandelt werden.

Die Diagnose von Schilddrüsenkrebs ist eine Zusammenarbeit verschiedener Fachkräfte, darunter Endokrinologen, Radiologen, Pathologen und bei Bedarf Chirurgen. Dieser multidisziplinäre Ansatz gewährleistet eine umfassende Bewertung und Behandlung von Patienten mit Schilddrüsenknoten. Eine effektive Kommunikation zwischen den Teammitgliedern ist entscheidend, um den Diagnoseprozess zu optimieren und die Patientenergebnisse zu verbessern.

Wenn zum Beispiel ein Ultraschall einen verdächtigen Knoten zeigt, arbeitet der Endokrinologe eng mit dem Radiologen zusammen, um den Knoten zu überwachen und dessen Eigenschaften zu bewerten. Wenn eine Biopsie erforderlich ist, koordiniert der Endokrinologe mit dem Pathologen, um sicherzustellen, dass die entnommenen Proben angemessen analysiert werden. Sollte eine Operation notwendig sein, arbeitet das chirurgische Team mit allen beteiligten Parteien zusammen, um einen kohärenten Behandlungsplan zu entwickeln, der die Bedürfnisse des Patienten berücksichtigt.

F. Was sind die Arten von Schilddrüsenkrebs?

Antwort: Wenn sich Krebs in der Schilddrüse entwickelt, kann er verschiedene Formen annehmen, die jeweils unterschiedliche Merkmale, Wachstumsarten und Behandlungsmöglichkeiten haben. Das Verständnis der verschiedenen Arten von Schilddrüsenkrebs ist entscheidend, da es hilft, den besten Behandlungsverlauf zu bestimmen und die allgemeine Prognose zu informieren.

Im folgenden Text werden wir die wichtigsten Arten von Schilddrüsenkrebs untersuchen: papilläres Karzinom, follikuläres Karzinom, onkozytisches Karzinom, medulläres Schilddrüsenkarzinom und anaplastisches Schilddrüsenkarzinom.

Papilläres Karzinom: Die häufigste Form

Das papilläre Karzinom ist mit Abstand die häufigste Form von Schilddrüsenkrebs und macht etwa 90 % aller Fälle aus. Es entwickelt sich typischerweise aus den follikulären Zellen, die für die Produktion von Schilddrüsenhormonen verantwortlich sind. Ein wichtiges Merkmal des papillären Schilddrüsenkarzinoms ist seine langsame Wachstumsrate. Trotz der Möglichkeit, sich auf benachbarte Lymphknoten auszubreiten, weist es im Allgemeinen eine relativ günstige Prognose auf, da es sich langsam entwickelt. Es wird als "differenziertes" Schilddrüsenkarzinom betrachtet, was bedeutet, dass die Krebszellen unter dem Mikroskop noch normalem Schilddrusengewebe ähneln.

Das papilläre Karzinom betrifft am häufigsten jüngere Personen, insbesondere Frauen im Alter von 30 bis 50 Jahren. Es kommt auch häufig in Regionen vor, in denen die Strahlenexposition höher ist, da Strahlung als bedeutender Risikofaktor für seine Entwicklung gilt. Obwohl das papilläre Karzinom auf die Lymphknoten im Hals übergreifen kann, metastasiert es selten in entfernte Körperteile. Daher wird es als eine der am besten behandelbaren und heilbaren Arten von Schilddrüsenkrebs angesehen.

Ein bemerkenswertes Merkmal des papillären Karzinoms ist seine Neigung, mehrere Knoten in der Schilddrüse zu bilden. Selbst wenn mehrere Knoten vorhanden sind, bleibt das Gesamtergebnis in den meisten Fällen positiv, mit einer hohen Überlebensrate. Die Behandlung des papillären Schilddrüsenkarzinoms umfasst oft eine Operation, typischerweise eine Schilddrüsenentfernung (Thyreoidektomie), die durch eine Radiojodtherapie ergänzt werden kann, um verbleibende Krebszellen anzugreifen.

Follikuläres Karzinom und Onkozytisches Karzinom

Das follikuläre Karzinom ist die zweithäufigste Form von Schilddrüsenkrebs und macht etwa 4-6 % der Fälle aus. Ähnlich wie das papilläre Karzinom entsteht es aus den follikulären Zellen der Schilddrüse. Das follikuläre Karzinom neigt jedoch dazu, aggressiver zu sein als das papilläre Karzinom, da es eher in Blutgefäße eindringt und in andere Organe wie die Lunge oder die Knochen metastasiert. Es kommt auch häufiger in Regionen vor, in denen Jodmangel weit verbreitet ist.

Das onkozytische Karzinom, auch bekannt als Hürthle-Zellkarzinom, ist eine Variante des follikulären Karzinoms. Es zeichnet sich durch das Vorhandensein von großen, eosinophilen Zellen, die Onkozyten genannt werden, aus. Obwohl das onkozytische Karzinom einige Ähnlichkeiten mit dem follikulären Karzinom aufweist, ist es im Allgemeinen aggressiver und widerstandsfähiger gegenüber Radiojodtherapie. Diese Resistenz kann die Behandlung erschweren und zu einer schlechteren Prognose im Vergleich zu anderen differenzierten Schilddrüsenkrebserkrankungen führen.

Sowohl follikuläre als auch onkozytische Karzinome werden als differenzierte Schilddrüsenkrebserkrankungen betrachtet, was bedeutet, dass die Krebszellen unter dem Mikroskop noch normalem Schilddrusengewebe ähneln. Diese Differenzierung führt typischerweise zu einer langsameren Wachstumsrate im Vergleich zu weniger differenzierten Krebserkrankungen, wie dem anaplastischen Schilddrüsenkarzinom. Die Behandlung dieser Arten von Schilddrüsenkrebs umfasst oft eine Operation, gefolgt von Radiojodtherapie, wenn dies notwendig ist.

Medulläres Schilddrüsenkarzinom

Das medulläre Schilddrüsenkarzinom (MTC) macht etwa 2 % der Fälle von Schilddrüsenkrebs aus. Im Gegensatz zu den papillären und follikulären Karzinomen, die aus den follikulären Zellen entstehen, stammt das medulläre Schilddrüsenkarzinom von den parafollikulären

Zellen, auch bekannt als C-Zellen. Diese Zellen produzieren ein Hormon namens Calcitonin, das hilft, die Kalziumwerte im Körper zu regulieren. Erhöhte Calcitoninwerte im Blut können als wichtiger Marker für die Diagnose von medullärem Schilddrüsenkarzinom dienen.

Medulläres Schilddrüsenkarzinom kann sporadisch auftreten, hat aber auch eine erbliche Form, die es unter den Arten von Schilddrüsenkrebs einzigartig macht. Die erblichen Formen sind mit der multiplen endokrinen Neoplasie Typ 2 (MEN2) verbunden, einem genetischen Syndrom, das Individuen prädisponiert, Tumoren in mehreren Drüsen, einschließlich der Schilddrüse, zu entwickeln. Personen mit einer familiären Vorgeschichte von MEN2 wird oft geraten, sich genetisch testen zu lassen, da eine frühzeitige Erkennung und Intervention die Ergebnisse erheblich verbessern können.

Obwohl das medulläre Schilddrüsenkarzinom dazu neigt, schneller zu wachsen und sich auszubreiten als differenzierte Schilddrüsenkarzinome, ist es bei frühzeitiger Erkennung dennoch relativ behandelbar. Die primäre Behandlung besteht in der Regel aus einer Operation, bei der die Schilddrüse und die umliegenden Lymphknoten entfernt werden. In Fällen, in denen sich der Krebs ausgebreitet hat, können zusätzliche Behandlungen wie Strahlentherapie oder gezielte Therapie erforderlich sein.

Anaplastisches Schilddrüsenkarzinom

Das anaplastische Schilddrüsenkarzinom ist die seltenste Form von Schilddrüsenkrebs und macht etwa 1 % aller Fälle aus. Es ist jedoch bei weitem die aggressivste und schwierigste zu behandelnde Form. Anaplastisches Schilddrüsenkarzinom betrifft häufig ältere Erwachsene, oft in ihren 60ern oder 70ern, und ist durch sein schnelles Wachstum und die Neigung gekennzeichnet, sich auf andere Teile des Körpers auszubreiten.

Im Gegensatz zu differenzierten Schilddrüsenkarzinomen weisen die Zellen des anaplastischen Schilddrüsenkarzinoms nur geringe Ähnlichkeiten mit normalem Schilddrüsengewebe auf. Dieser Mangel an Differenzierung trägt zum aggressiven Verhalten des Krebses bei, da die Zellen unkontrolliert wachsen und sich schnell ausbreiten. Zum Zeitpunkt der Diagnose ist das anaplastische Schilddrüsenkarzinom häufig bereits im fortgeschrittenen Stadium, was eine kurative Behandlung schwierig, wenn nicht gar unmöglich macht.

Aufgrund seiner aggressiven Natur sind die Behandlungsmöglichkeiten für anaplastisches Schilddrüsenkarzinom begrenzt. Eine Operation ist oft keine Option, da der Krebs möglicherweise bereits zu weit verbreitet ist. Stattdessen konzentriert sich die Behandlung typischerweise auf palliative Versorgung, die darauf abzielt, Symptome zu lindern und die Lebensqualität zu verbessern. Strahlentherapie, gezielte Therapie und Chemotherapie können eingesetzt werden, um das Fortschreiten der Erkrankung zu verlangsamen, aber die Gesamtprognose bleibt schlecht.

Als Patient ist es wichtig, eine Kopie Ihres pathologischen Berichts anzufordern und dessen Ergebnisse mit Ihrem Gesundheitsteam zu besprechen. Das Verständnis der Art und der Merkmale Ihres Schilddrüsenkrebses wird Ihnen helfen, informierte Entscheidungen über Ihre Behandlung zu treffen und Klarheit über die nächsten Schritte in Ihrer Versorgung zu erhalten.

F. Welche Behandlungsoptionen stehen zur Verfügung, um Schilddrüsenkrebs zu behandeln?

Antwort: Folgendes sind die verfügbaren Optionen:
1. Chirurgie – Entfernung eines Teils der Schilddrüse (Lobektomie) oder der gesamten Schilddrüse (totale Thyreoidektomie).
2. Radiojodtherapie – Zielt darauf ab, Schilddrüsenkrebszellen zu zerstören.
3. Hormonersatztherapie – Ersetzt Schilddrüsenhormone und hemmt das Wachstum von Krebszellen.
4. Strahlentherapie – Verwendet hochenergetische Strahlen, um Krebszellen abzutöten.

5. Gezielte Therapie – Medikamente, die spezifische Marker von Krebszellen anvisieren.
6. Chemotherapie – Medikamente, die zur Bekämpfung von Krebszellen eingesetzt werden (weniger verbreitet).
7. Aktive Überwachung – Beobachtung kleiner, langsam wachsender Tumoren ohne sofortige Behandlung.
8. Palliativpflege sollte frühzeitig in Fällen von metastasierendem Krebs und in allen Fällen von anaplastischem Schilddrüsenkrebs eingeführt werden.

Schauen wir uns nun jede Behandlungsoption nacheinander an. Beachten Sie, dass die Einzelheiten zu jeder Behandlung in dem Kapitel behandelt werden, das sich mit dieser speziellen Art von Krebs befasst.

F. Welche Rolle spielt die Chirurgie bei der Behandlung von Schilddrüsenkrebs?

Antwort: Die Chirurgie ist die Hauptbehandlung für die meisten Schilddrüsenkrebsarten. Wenn der Schilddrüsenkrebs nicht zu weit fortgeschritten ist, verläuft die Operation in der Regel reibungslos, und die Ergebnisse sind allgemein sehr positiv. Der Eingriff, der unter Vollnarkose durchgeführt wird, beinhaltet einen kleinen Schnitt an der Vorderseite des Halses, um die Schilddrüse zu entfernen. Die meisten Patienten bleiben nach der Operation über

Nacht im Krankenhaus. Nach der Entlassung ist es wichtig, die Anweisungen des medizinischen Teams zur häuslichen Pflege zu befolgen und neue oder sich verschlimmernde Symptome umgehend zu melden.

Die Art der Schilddrüsenoperation hängt vom Ausmaß und der Art des Krebses ab. Zu den häufigsten Operationen gehören die Lobektomie und die totale Thyreoidektomie, die beide darauf abzielen, das krebsartige Gewebe zu entfernen und gleichzeitig das Risiko für nahegelegene Strukturen wie Nerven und Nebenschilddrüsen zu minimieren. Schauen wir uns diese Verfahren im Detail an.

Lobektomie

Eine Lobektomie ist ein chirurgischer Eingriff, bei dem ein Lappen der Schilddrüse zusammen mit dem Isthmus (der dünnen Gewebebrücke, die die beiden Lappen verbindet) entfernt wird. Sie wird in der Regel bei Patienten mit kleinen, niedriggradigen, differenzierten Schilddrüsenkarzinomen (wie papillärem oder follikulärem Schilddrüsenkarzinom) in Betracht gezogen, die auf eine Seite der Schilddrüse beschränkt sind und keine Anzeichen für eine Ausbreitung auf die Lymphknoten oder entfernte Organe zeigen.

Indikationen für eine Lobektomie:
- Kleine, niedriggradige Schilddrüsenkarzinome: Typischerweise Tumoren mit einem Durchmesser

von weniger als 1-4 cm, die auf einen Lappen beschränkt sind und keine aggressiven Merkmale wie Kapselinvasion oder Gefäßausbreitung aufweisen.
- Nicht-krebsartige Schilddrüsenknoten: In einigen Fällen wird eine Lobektomie auch durchgeführt, wenn der Verdacht auf einen bösartigen Knoten besteht, aber noch keine endgültige Diagnose gestellt wurde.
- Einseitige (einseitige) Strumen: Eine Lobektomie kann bei gutartigen Strumen durchgeführt werden, die auf einen Lappen der Schilddrüse beschränkt sind.

Chirurgischer Eingriff:
1. Präoperative Versorgung: Die Patienten durchlaufen bildgebende Untersuchungen (wie Ultraschall oder CT-Scans) und möglicherweise eine Feinnadelaspirationsbiopsie (FNAB), um den Schilddrüsenknoten zu bewerten. Wenn die Operation festgelegt ist, werden die Patienten für den Eingriff unter Vollnarkose gelegt.

2. Inzision: Am vorderen Halsansatz wird ein kleiner, horizontaler Schnitt, typischerweise 4-6 cm lang, in einer natürlichen Hautfalte gemacht, um sichtbare Narben zu minimieren. Die Chirurgen verwenden diese minimalinvasive Technik, um auf die Schilddrüse zuzugreifen.

3. Entfernung des Schilddrüsenlappens: Der Chirurg seziert den betroffenen Lappen der

Schilddrüse vorsichtig, um Verletzungen wichtiger benachbarter Strukturen wie des Nervus recurrens, der die Stimmbänder steuert, und der Nebenschilddrüsen, die den Kalziumspiegel im Körper regulieren, zu vermeiden. Verletzungen dieser Strukturen können zu Komplikationen wie Stimmveränderungen oder Hypokalzämie (niedriger Kalziumspiegel) führen.

4. Entfernung des Isthmus: Zusammen mit dem Schilddrüsenlappen wird auch der Isthmus entfernt, der die beiden Lappen der Schilddrüse verbindet. Dies gewährleistet einen klaren Rand und verringert das Risiko eines Krebsrezidivs auf derselben Seite.

5. Verschluss: Die Inzision wird mit Nähten oder chirurgischem Kleber verschlossen, und es kann ein kleiner Drain gelegt werden, um Flüssigkeitsansammlungen zu verhindern, obwohl Drainagen in Fällen von Lobektomien nicht immer erforderlich sind.

Postoperative Versorgung:
- Die meisten Patienten können mit einem Krankenhausaufenthalt von einer Nacht rechnen, obwohl einige noch am selben Tag entlassen werden können.
- Schilddrüsenhormon-Ersatztherapie: Da nur ein Teil der Schilddrüse entfernt wird, benötigen viele Patienten möglicherweise nicht sofort eine Hormon-Ersatztherapie. Etwa ein Drittel der

Patienten könnte jedoch schließlich Levothyroxin benötigen, um die normale Schilddrüsenfunktion aufrechtzuerhalten, falls der verbleibende Schilddrüsenlappen nicht genug Hormone produziert.

- Überwachung auf Rezidive: Regelmäßige Nachuntersuchungen mit Ultraschall und Schilddrüsenfunktionstests sind erforderlich. Das Risiko eines Rezidivs ist bei Patienten, die sich einer Lobektomie wegen kleiner, gut differenzierter Schilddrüsenkarzinome unterzogen haben, in der Regel gering.

Vorteile der Lobektomie:
- Sie ist weniger invasiv als eine totale Thyreoidektomie und birgt weniger potenzielle Komplikationen, insbesondere in Bezug auf Hypoparathyreoidismus und permanente Stimmbandlähmung.
- Kürzere Erholungszeit.
- Einige Patienten behalten genügend Schilddrüsenfunktion, um eine Hormon-Ersatztherapie zu vermeiden.

Mögliche Komplikationen:
- Vorübergehende oder dauerhafte Stimmveränderungen: Aufgrund einer Schädigung des Nervus recurrens, obwohl dieses Risiko im Vergleich zur totalen Thyreoidektomie geringer ist.
- Schilddrüsenhormonmangel: In einigen Fällen produziert der verbleibende Schilddrüsenlappen möglicherweise nicht genügend Hormone, was

eine lebenslange Einnahme von Levothyroxin erforderlich macht.
- Blutungen oder Infektionen: Wie bei jeder Operation bestehen diese Risiken, aber sie sind bei einer Lobektomie selten.

Totale Thyreoidektomie

Eine totale Thyreoidektomie beinhaltet die vollständige Entfernung der Schilddrüse. Dieser Eingriff ist umfangreicher als eine Lobektomie und ist oft bei größeren, höhergradigen Schilddrüsenkrebsarten notwendig, bei Krebs, der sich auf die Lymphknoten ausgebreitet hat, oder bei multifokalen Krebsarten (wenn krebsartige Knoten in beiden Schilddrüsenlappen vorhanden sind).

Indikationen für eine totale Thyreoidektomie:
- Größere Tumoren: Typischerweise Tumoren, die größer als 4 cm sind, oder wenn sich der Tumor über die Kapsel der Schilddrüse hinaus ausgebreitet hat (extrathyreoidale Ausdehnung).
- Multifokaler Schilddrüsenkrebs: Krebs, der in beiden Lappen der Schilddrüse vorhanden ist.
- Medulläres oder anaplastisches Schilddrüsenkarzinom: Diese aggressiven Krebsarten erfordern die vollständige Entfernung der Schilddrüse.
- Ausbreitung auf Lymphknoten: Wenn sich der Krebs auf nahegelegene Lymphknoten im Hals ausgebreitet hat, kann eine totale Thyreoidektomie

mit einer Halsdissektion kombiniert werden, um die betroffenen Lymphknoten zu entfernen.

- Rezidivrisiko: Hochrisikopatienten, wie Personen mit einer Vorgeschichte von Strahlenexposition, einer familiären Vorgeschichte von Schilddrüsenkrebs oder aggressiven histologischen Merkmalen, können von der vollständigen Entfernung profitieren, um ein Rezidiv zu minimieren.

Chirurgischer Eingriff:

1. Präoperative Versorgung: Vor der Operation durchlaufen die Patienten bildgebende Verfahren wie Ultraschall des Halses und oft auch Querschnittsaufnahmen (CT oder MRT) sowie eine Feinnadelaspirationsbiopsie, um die Diagnose zu bestätigen und die Ausbreitung des Krebses zu beurteilen. Für die Operation wird eine Vollnarkose eingesetzt.

2. Inzision: Ähnlich wie bei der Lobektomie wird ein kleiner horizontaler Schnitt am Halsansatz gemacht. Die Größe des Schnitts kann je nach Ausmaß des Eingriffs und der Notwendigkeit einer Lymphknotenentfernung etwas größer sein als bei einer Lobektomie.

3. Entfernung der Schilddrüse: Der Chirurg seziert vorsichtig beide Schilddrüsenlappen und entfernt die gesamte Drüse, wobei er die Nebenschilddrüsen und die Nervi recurrens schont. Besondere Sorgfalt wird darauf verwendet, diese Strukturen

nicht zu beschädigen, um Komplikationen wie Hypokalzämie (aufgrund von Schäden an den Nebenschilddrüsen) oder dauerhafte Stimmbandlähmung zu vermeiden.

4. Halsdissektion: In Fällen, in denen sich der Krebs auf die Lymphknoten ausgebreitet hat, kann eine Halsdissektion durchgeführt werden, um die betroffenen Knoten zu entfernen. Dies kann eine zentrale Halsdissektion (Entfernung der Lymphknoten um die Schilddrüse) oder eine umfangreichere laterale Halsdissektion sein, wenn sich der Krebs weiter ausgebreitet hat.

5. Verschluss: Die Inzision wird geschlossen, und es kann ein chirurgischer Drain gelegt werden, um eine Flüssigkeitsansammlung zu verhindern. Der Drain wird in der Regel nach einigen Tagen entfernt.

Postoperative Versorgung:
- Die meisten Patienten bleiben nach der Operation 1-2 Tage im Krankenhaus, abhängig vom Ausmaß des Eingriffs und ihrer Erholung.
- Schilddrüsenhormon-Ersatztherapie: Da die gesamte Schilddrüse entfernt wurde, benötigen Patienten lebenslang Levothyroxin, um die Schilddrüsenhormone zu ersetzen, die der Körper nicht mehr produzieren kann. Die Dosierung wird sorgfältig angepasst, um die TSH-Werte im entsprechenden Bereich zu halten.
- TSH-Unterdrückung: Bei Patienten mit einem höheren Risiko für ein Wiederauftreten von

Schilddrüsenkrebs können die TSH-Werte niedriger als normal gehalten werden, um die Stimulation eventuell verbleibender Krebszellen zu reduzieren.
- Kalziumüberwachung: Da die Nebenschilddrüsen während der Operation vorübergehend oder dauerhaft beeinträchtigt sein können, werden die Kalziumwerte engmaschig überwacht. Patienten benötigen möglicherweise Kalzium- und Vitamin-D-Präparate, wenn sich eine Hypokalzämie (niedrige Kalziumwerte) entwickelt.

Vorteile der totalen Thyreoidektomie:
- Vollständige Entfernung des krebsartigen Gewebes: Bei Hochrisiko-Krebsarten minimiert die vollständige Entfernung der Schilddrüse das Risiko von verbleibendem Krebsgewebe und eines Rezidivs.
- Vereinfachte Nachsorge: Da kein Schilddrüsengewebe mehr vorhanden ist, ist es einfacher, ein Wiederauftreten des Krebses durch Thyreoglobulinspiegel (ein Tumormarker für differenzierte Schilddrüsenkarzinome) und Radiojod-Scans zu erkennen.
- Definitive Behandlung: Patienten mit Hochrisiko-, multifokalen oder aggressiven Krebsarten profitieren von der umfassenden Natur der totalen Thyreoidektomie.

Mögliche Komplikationen:
- Hypoparathyreoidismus: Wenn die Nebenschilddrüsen beschädigt oder entfernt werden, können Patienten niedrige Kalziumspiegel (Hypokalzämie) entwickeln, was vorübergehend

oder dauerhaft sein kann und eine lebenslange Kalzium- und Vitamin-D-Supplementierung erfordert.

- Stimmbandlähmung: Eine Schädigung des Nervus recurrens kann zu dauerhaften Stimmveränderungen führen. Das Risiko ist bei einer totalen Thyreoidektomie höher als bei einer Lobektomie, da die Nerven in der Nähe des Operationsfeldes liegen.

- Blutungen und Infektionen: Wie bei jeder größeren Operation besteht ein Risiko für Blutungen und Infektionen, obwohl diese Komplikationen selten sind.

- Schilddrüsenhormonabhängigkeit: Eine lebenslange Abhängigkeit von Levothyroxin ist notwendig, und regelmäßige Überwachung sowie Dosisanpassungen sind erforderlich, um optimale Hormonspiegel aufrechtzuerhalten.

Komplikationen

Gelegentlich kann während der Operation eine Nervenschädigung auftreten, was zu langfristigen Problemen mit der Stimme und dem Schlucken führen kann. Wenn die Nebenschilddrüsen vollständig entfernt werden, kann sich eine Hypoparathyreoidismus entwickeln, deren Hauptsymptom niedrige Kalziumspiegel (Hypokalzämie) sind.

Bei Nervenschädigungen nach einer

Schilddrüsenoperation konzentriert sich die Behandlung in der Regel darauf, Stimm- und Schluckprobleme anzugehen. Oft wird eine Stimmtherapie mit einem Sprachtherapeuten empfohlen, um die Stimmkraft und -qualität zu verbessern. In einigen Fällen können entzündungshemmende Medikamente oder Kortikosteroide verschrieben werden, um Schwellungen um die betroffenen Nerven zu reduzieren. Falls nötig, können chirurgische Optionen wie Stimmbandinjektionen oder Implantate in Betracht gezogen werden, um die Stimmbandfunktion wiederherzustellen. Schluckprobleme erfordern möglicherweise eine spezialisierte Therapie mit einem Sprach- oder Ergotherapeuten.

Für Patienten, die aufgrund der Entfernung der Nebenschilddrüsen eine Hypoparathyreoidismus entwickeln, ist die Kontrolle der niedrigen Kalziumspiegel (Hypokalzämie) entscheidend. Dies erfordert oft die Einnahme von Kalziumpräparaten, um normale Kalziumspiegel aufrechtzuerhalten, zusammen mit aktiven Formen von Vitamin D, wie Calcitriol, um die Kalziumaufnahme zu unterstützen. Eine regelmäßige Überwachung der Blutkalziumspiegel ist wichtig, um sicherzustellen, dass sie stabil bleiben. In schweren Fällen von Hypokalzämie kann eine intravenöse Kalziumzufuhr notwendig sein. Wenn Kalzium- und Vitamin-D-Präparate nicht ausreichen, kann eine synthetische Nebenschilddrüsenhormon (PTH)-Ersatztherapie als Behandlungsoption in Betracht gezogen werden.

Wie bei jedem chirurgischen Eingriff besteht das Risiko von Blutungen oder Infektionen an der Schnittstelle, obwohl diese relativ selten sind. Die Bildung eines Hämatoms (Blutansammlung unter der Haut) ist eine weitere Sorge, insbesondere in den ersten Stunden nach der Operation, und kann manchmal eine dringende Intervention erfordern. Patienten, die sich einer totalen Thyreoidektomie unterziehen, sind auch auf eine lebenslange Schilddrüsenhormon-Ersatztherapie angewiesen, da der Körper diese Hormone nicht mehr produzieren kann. Eine ordnungsgemäße Behandlung und Nachsorge sind unerlässlich, um diese Komplikationen zu überwachen und zu behandeln, falls sie auftreten.

F: Was ist eine Schilddrüsenhormonersatztherapie?

Antwort: Nach einer totalen Thyreoidektomie, bei der die gesamte Schilddrüse entfernt wird, kann der Körper keine lebenswichtigen Schilddrüsenhormone mehr produzieren, insbesondere Thyroxin (T4) und Triiodthyronin (T3). Diese Hormone sind entscheidend für die Regulierung des Stoffwechsels, der Energieproduktion, der Herzfunktion, der Körpertemperatur und der allgemeinen Zellfunktion. Ohne diese Hormone würde der Körper eine Hypothyreose entwickeln, einen Zustand des Schilddrüsenhormonmangels. Um dies zu verhindern, benötigen Patienten eine lebenslange Schilddrüsenhormonersatztherapie, typischerweise mit Levothyroxin, einer synthetischen Form von T4, die der Körper nach Bedarf in T3 umwandelt.

Warum ist sie notwendig?

Nach der Entfernung der Schilddrüse gibt es keinen Schilddrüsenhormonproduktion mehr. Schilddrüsenhormone spielen eine wesentliche Rolle bei der Regulierung der Stoffwechselprozesse im gesamten Körper und beeinflussen alles, von der Herzfrequenz und Körpertemperatur bis hin zur Verdauung und geistigen Klarheit. Ohne eine Hormonersatztherapie würden Patienten Symptome einer schweren Hypothyreose erleben, darunter extreme Müdigkeit, Gewichtszunahme, Depressionen, Kälteempfindlichkeit, trockene Haut, Verstopfung und verlangsamte kognitive Funktionen. In extremen Fällen kann eine unbehandelte Hypothyreose zu einem Myxödemkoma führen, einem lebensbedrohlichen Zustand, der eine Notfallbehandlung erfordert.

Die Standardtherapie

Die Standardbehandlung für Patienten nach einer totalen Thyreoidektomie ist Levothyroxin, eine synthetische Version des Schilddrüsenhormons T4. Levothyroxin (bekannt unter Markennamen wie Synthroid, Levoxyl oder Euthyrox) ist ein Prohormon, das der Körper in T3, die aktive Form des Schilddrüsenhormons, umwandelt. Leber und andere Gewebe wandeln T4 in T3 um, das in fast jedem Gewebe des Körpers seine Wirkung entfaltet.

Die anfängliche Dosierung von Levothyroxin wird typischerweise auf Basis des Körpergewichts eines Patienten festgelegt, wobei eine durchschnittliche Startdosis von 1,6 Mikrogramm (mcg) pro Kilogramm Körpergewicht pro Tag verwendet wird. Diese Dosierung ist jedoch nur ein Ausgangspunkt, und sie muss oft basierend auf individuellen Faktoren angepasst werden, wie etwa:

- Alter: Ältere Erwachsene benötigen oft niedrigere Dosen, insbesondere bei Herzproblemen, da hohe Dosen das Risiko von Herzkomplikationen erhöhen können.

- Geschlecht: Frauen, insbesondere im gebärfähigen Alter, benötigen möglicherweise Dosisanpassungen aufgrund von Gewichtsveränderungen oder Schwangerschaft.

- Stoffwechselbedürfnisse: Einige Menschen metabolisieren Schilddrüsenhormone schneller oder langsamer, was regelmäßige Bluttests erfordert, um Schilddrüsenwerte zu überwachen und Dosierungen anzupassen.

- Andere Medikamente: Bestimmte Medikamente, wie Antazida, Kalzium-, Eisenpräparate oder Antiepileptika, können die Aufnahme von Levothyroxin beeinträchtigen, was Dosisanpassungen oder Änderungen im Einnahmezeitpunkt erforderlich macht.

Das Hauptziel der Schilddrüsenhormonersatztherapie ist es, die Schilddrüsen-stimulierenden Hormonspiegel (TSH) im normalen Bereich zu halten (in der Regel 0,4–4,0 mIU/L), was darauf hinweist, dass der Körper genügend Schilddrüsenhormon erhält. Anfangs werden alle 6-12 Wochen regelmäßige Bluttests durchgeführt, um TSH zu überwachen und die Levothyroxindosis entsprechend anzupassen. Sobald eine stabile Dosis erreicht ist, sind jährliche Tests in der Regel ausreichend.

Für Patienten mit hohem Risiko für Schilddrüsenkrebs oder bei Bedenken hinsichtlich eines Rückfalls kann das Ziel darin bestehen, die TSH-Werte auf unter den Normalbereich (typischerweise 0,1–0,5 mIU/L) zu unterdrücken. Dies liegt daran, dass TSH das Wachstum von Schilddrüsenzellen stimuliert, und in Hochrisikofällen könnten verbliebene Krebszellen wachsen, wenn TSH nicht unterdrückt wird. Daher ist die TSH-Suppressionstherapie ein wesentlicher Bestandteil der Behandlung von differenzierten Schilddrüsenkarzinomen (papilläres und follikuläres Schilddrüsenkarzinom).

Überwachung

Die Schilddrüsenhormon-Ersatztherapie ist lebenslang erforderlich und erfordert eine kontinuierliche Überwachung, um sicherzustellen, dass die Hormonspiegel stabil und im gewünschten Bereich bleiben. Die Dosierung von Levothyroxin muss möglicherweise im Laufe der Zeit angepasst werden, abhängig von:

- Körpergewicht: Gewichtszunahme oder -verlust kann beeinflussen, wie viel Hormon der Körper benötigt.
- Alter: Mit zunehmendem Alter verlangsamt sich der Stoffwechsel, was niedrigere Dosen erfordern kann.
- Schwangerschaft: Frauen, die schwanger werden, benötigen möglicherweise eine höhere Dosis an Schilddrüsenhormonen, insbesondere im ersten Trimester, da der Bedarf an Schilddrüsenhormonen zur Unterstützung der fetalen Entwicklung steigt.
- Andere Gesundheitszustände: Veränderungen des Gesundheitszustands, wie z.B. die Entwicklung von Herzkrankheiten, können beeinflussen, wie viel Schilddrüsenhormon benötigt wird.

Regelmäßige Bluttests, vor allem zur Messung von TSH und manchmal freiem T4, sind notwendig, um die Hormonspiegel zu überwachen und die Dosis anzupassen. Diese Tests werden in der Regel alle 6 bis 12 Monate durchgeführt, es sei denn, Symptome deuten auf ein Problem hin, in diesem Fall sind häufigere Tests erforderlich.

Symptome einer Über- oder Unterversorgung

Es ist entscheidend, das richtige Gleichgewicht der Schilddrüsenhormone zu erreichen. Ist die Dosis von Levothyroxin zu niedrig, können Patienten Symptome einer Hypothyreose erleben, wie:
- Müdigkeit
- Gewichtszunahme
- Depression
- Kälteempfindlichkeit
- Haarausfall
- Langsamer Herzschlag
- Verstopfung

Ist die Dosis hingegen zu hoch, können Symptome einer Hyperthyreose auftreten, darunter:
- Angstzustände
- Schlaflosigkeit
- Gewichtsverlust
- Schneller oder unregelmäßiger Herzschlag
- Hitzewallungen
- Zittern

Sowohl eine Unter- als auch eine Überversorgung mit Schilddrüsenhormon kann langfristige Folgen haben, darunter Herzkrankheiten, Knochenschwund (Osteoporose) und Unfruchtbarkeit, weshalb eine sorgfältige Dosisanpassung von entscheidender Bedeutung ist.

Klinische Tipps

Damit Levothyroxin wirksam ist, muss es richtig

im Darm aufgenommen werden. Verschiedene Faktoren können die Aufnahme beeinträchtigen, daher ist eine korrekte Einnahme entscheidend:

- Zeitpunkt: Levothyroxin sollte auf nüchternen Magen eingenommen werden, idealerweise morgens, mindestens 30–60 Minuten vor dem Essen oder der Einnahme anderer Medikamente. Alternativ kann es auch abends mindestens 3–4 Stunden nach der letzten Mahlzeit eingenommen werden.

- Vermeidung von Interferenzen: Bestimmte Nahrungsmittel und Medikamente können die Levothyroxin-Aufnahme beeinträchtigen. Zum Beispiel:

  - Kalzium- und Eisenpräparate sollten mindestens 4 Stunden nach Levothyroxin eingenommen werden.

  - Antazida, die Aluminium oder Magnesium enthalten, cholesterinsenkende Medikamente wie Cholestyramin und einige Ballaststoffpräparate können die Levothyroxin-Aufnahme verringern.

- Magen-Darm-Probleme: Erkrankungen wie Zöliakie oder entzündliche Darmerkrankungen können die Aufnahme des Medikaments beeinträchtigen und möglicherweise höhere Dosen oder alternative Therapien erfordern.

Alternativen zu Levothyroxin

Bei einigen Patienten reicht Levothyroxin allein möglicherweise nicht aus, um die Symptome einer Hypothyreose zu lindern. In solchen Fällen könnten

Ärzte alternative Behandlungen in Betracht ziehen, wie z. B.:

- Liothyronin (T3): Eine synthetische Form von T3, die entweder in Kombination mit Levothyroxin oder als eigenständige Therapie verwendet wird. Aufgrund seiner kurzen Halbwertszeit und des Potenzials, Hormonspiegelschwankungen zu verursachen, wird es jedoch weniger häufig eingesetzt.
- Getrockneter Schilddrüsenextrakt: Dieser wird aus Schweineschilddrüsen gewonnen und enthält sowohl T4 als auch T3 in einem festen Verhältnis. Marken wie Armour Thyroid sind verfügbar, werden jedoch aufgrund von Dosierungsinkonsistenzen und dem Risiko von Hyperthyreose-Symptomen durch die T3-Komponente nicht als Erstlinientherapien empfohlen.

Spezielle Bevölkerungsgruppen

- Schwangerschaft: Schwangere Frauen benötigen höhere Dosen von Schilddrüsenhormonen, insbesondere im ersten Trimester, da Schilddrüsenhormone für die Gehirnentwicklung des Fötus essenziell sind. Die TSH-Werte werden während der gesamten Schwangerschaft engmaschig überwacht, und die Dosierung wird nach Bedarf angepasst.
- Kinder: Kinder, die sich einer Thyreoidektomie wegen Schilddrüsenkrebs unterziehen, benötigen eine sorgfältige Überwachung und Dosisanpassung im Verlauf ihres Wachstums. Das Ziel ist es, ein

normales Wachstum und eine normale Entwicklung sicherzustellen, die durch Schilddrüsenhormon-Ungleichgewichte beeinträchtigt werden können.

- Ältere Patienten: Ältere Patienten, insbesondere solche mit Herz-Kreislauf-Erkrankungen, benötigen möglicherweise niedrigere Dosen, um Hyperthyreose-Symptome zu vermeiden, die das Risiko für Vorhofflimmern und andere herzbedingte Komplikationen erhöhen können.

Langfristige Überlegungen

Die Schilddrüsenhormon-Ersatztherapie ist nicht ohne langfristige Folgen. Eine prolonged Überversorgung kann zu Osteoporose führen, insbesondere bei postmenopausalen Frauen. Umgekehrt kann eine unzureichende Versorgung zu Herz-Kreislauf-Erkrankungen führen, aufgrund der negativen Auswirkungen einer unbehandelten Hypothyreose auf die Herzfunktion. Aus diesem Grund benötigen Patienten, die eine Langzeittherapie erhalten, regelmäßige Kontrollen nicht nur der Schilddrüsenwerte, sondern auch der Knochendichte und der Herzgesundheit.

F. Welche Rolle spielt die Radioaktive Jodtherapie (RAI) bei der Behandlung von Schilddrüsenkrebs?

Antwort: Die Radioaktive Jodtherapie (RAI), oder I-131-Therapie, ist eine hochgezielte Behandlung, die hauptsächlich für bestimmte Arten von Schilddrüsenkrebs verwendet wird, insbesondere für differenzierte Schilddrüsenkarzinome wie das papilläres und follikuläres Schilddrüsenkarzinom. Die Therapie wird in einigen Fällen auch für onkozytisches Karzinom, einen Subtyp des follikulären Schilddrüsenkrebses, eingesetzt. Sie wird jedoch nicht für anaplastische oder medulläre Schilddrüsenkarzinome verwendet.

Die Therapie nutzt die einzigartige Fähigkeit von Schilddrüsenzellen, einschließlich der Schilddrüsenkrebszellen, Jod aufzunehmen. Durch die Verabreichung von radioaktivem Jod wird die Behandlung effektiv krebsartige Schilddrüsenzellen zerstören, während die meisten anderen Gewebe im Körper geschont werden.

Die RAI-Therapie beinhaltet die Verwendung von radioaktivem Jod-131 (I-131), einem radioaktiven Isotop von Jod, das sowohl Betateilchen als auch Gammastrahlen emittiert. Wenn I-131 in den Körper aufgenommen wird, entweder in Form einer Kapsel oder einer Flüssigkeit, wird es von verbleibendem Schilddrüsengewebe, einschließlich normaler Schilddrüsenzellen oder metastasierter Krebszellen, absorbiert. Die Betateilchen liefern hauptsächlich die therapeutischen Effekte, indem sie die Schilddrüsenzellen zerstören, die das Jod aufnehmen, während die Gammastrahlen den Körper durchdringen und durch bildgebende Verfahren nachgewiesen werden können, was bei der Bewertung hilft, wie viel Jod aufgenommen wird und wo sich verbleibende oder metastasierte Schilddrüsenkrebszellen befinden.

Die RAI-Therapie ist hochwirksam bei Schilddrüsenkrebs, der Jod aufnimmt, da Schilddrüsenzellen die einzigen Zellen im Körper sind, die einen aktiven Jodaufnahme-Mechanismus besitzen. Dieses Merkmal macht die Therapie äußerst spezifisch und reduziert systemische Nebenwirkungen im Vergleich zu traditionellen Formen von Strahlen- oder Chemotherapie.

Indikationen für die Radioaktive Jodtherapie

Die RAI-Therapie wird am häufigsten in den folgenden Situationen empfohlen:
- Nach einer totalen Thyreoidektomie bei differenzierten Schilddrüsenkarzinomen, um verbleibendes Schilddrüsengewebe oder mikroskopische Krebszellen zu eliminieren, die zu einem Rückfall führen könnten.
- Zur Behandlung kleiner Mengen von verbleibendem Krebs, die möglicherweise während der Operation nicht entfernt wurden, insbesondere in schwer zugänglichen Bereichen wie den Lymphknoten oder dem Schilddrüsenbett.
- Um metastasierten Schilddrüsenkrebs zu behandeln, der sich auf andere Körperteile wie Lunge, Knochen oder Lymphknoten ausgebreitet hat, solange der metastasierte Krebs weiterhin die Fähigkeit zur Jodaufnahme besitzt.

- In Fällen von hochriskantem Schilddrüsenkrebs, bei dem Bedenken hinsichtlich eines Rückfalls bestehen, selbst wenn nach der Operation kein sichtbarer Krebs mehr vorhanden ist. RAI kann das Risiko eines Rückfalls verringern, indem sie unentdeckte mikroskopische Krebszellen zerstört.
- Gelegentlich wird sie bei Patienten mit Rückfällen von Schilddrüsenkrebs eingesetzt.

RAI ist nicht wirksam bei medullärem Schilddrüsenkrebs (MTC) oder anaplastischem Schilddrüsenkrebs, da diese Krebsarten kein Jod aufnehmen.

Vorbereitung auf die Radioaktive Jodtherapie

Patienten müssen spezifische Vorbereitungprotokolle durchlaufen, um sicherzustellen, dass die Behandlung maximal effektiv ist. Diese Vorbereitung umfasst typischerweise zwei Hauptschritte:

Schritt 1. Absetzen der Schilddrüsenhormone: Damit die RAI wirksam ist, muss sich der Körper in einem Zustand befinden, in dem er "hungrig" nach Jod ist, was bedeutet, dass die TSH-Spiegel erhöht sein sollten. Eine Möglichkeit, dies zu erreichen, besteht darin, die Schilddrüsenhormon-Ersatztherapie (Levothyroxin) 2 bis 4 Wochen vor dem Eingriff abzusetzen. Ohne das Ersatzhormon reagiert der Körper mit einer erhöhten Produktion von Schilddrüsen-stimulierendem Hormon (TSH), das verbleibendes Schilddrüsengewebe oder

Schilddrüsenkrebszellen dazu anregt, das radioaktive Jod aufzunehmen.

Die Absetzphase kann vorübergehende Hypothyreose verursachen, die zu Symptomen wie führen kann:
- Müdigkeit
- Gewichtszunahme
- Verstopfung
- Depression
- Kälteunverträglichkeit
- Trockene Haut oder Haarausfall

Obwohl diese Symptome unangenehm sein können, sind sie im Allgemeinen kurzfristig und verschwinden, sobald die Hormonersatztherapie nach der RAI-Behandlung wieder aufgenommen wird.

Alternative zu Schritt 1. Rekombinantes menschliches TSH (rhTSH): In einigen Fällen, insbesondere bei Patienten, die eine Hypothyreose nicht tolerieren können, verwenden Ärzte eine alternative Vorbereitungsmethode mit rekombinantem menschlichem TSH (rhTSH), das üblicherweise als Thyrogen vermarktet wird. Dies ermöglicht es den Patienten, den hypothyroiden Zustand zu vermeiden und gleichzeitig die TSH-Spiegel ausreichend zu erhöhen, damit die RAI wirksam ist. RhTSH wird in Form einer Injektion über zwei Tage vor der RAI-Behandlung verabreicht.

Schritt 2. Jodarme Diät: In den 1 bis 2 Wochen vor

der RAI-Therapie wird den Patienten oft geraten, eine jodarme Diät einzuhalten, um den Körper von natürlichem Jod zu entziehen. Diese diätetische Einschränkung fördert die Aufnahme des radioaktiven Jods durch die Schilddrüsenzellen. Den Patienten wird geraten, jodreiche Nahrungsmittel zu vermeiden, wie:
- Milchprodukte (Milch, Käse, Joghurt)
- Eigelb
- Meeresfrüchte (Fisch, Schalentiere, Algen)
- Jodiertes Salz und verarbeitete Lebensmittel, die jodiertes Salz enthalten
- Bestimmte Brotsorten und Lebensmittelzusätze
- Sojaprodukte

Das Ziel dieser Diät ist es, den Jodgehalt im Körper zu minimieren, damit die Krebszellen während der Behandlung so viel wie möglich von dem radioaktiven Jod aufnehmen.

Verfahren und Verabreichung
Die RAI wird in einem Krankenhaus oder einer spezialisierten Klinik verabreicht. Das radioaktive Jod wird typischerweise oral in Form einer Kapsel oder Flüssigkeit eingenommen. Die eigentliche Verabreichung ist unkompliziert und schmerzfrei, ähnlich wie bei der Einnahme anderer oraler Medikamente. Die Patienten schlucken die Kapsel oder die Flüssigkeit, und das Jod wird in den Blutkreislauf aufgenommen, wo es zu verbleibendem Schilddrüsengewebe oder Krebszellen gelangt.

Patienten, die höhere Dosen der RAI-Therapie erhalten, müssen möglicherweise 1 bis 2 Tage in einer Krankenhausisolierstation bleiben, um die Strahlenexposition für andere zu minimieren. Die Isolationszeit variiert je nach Menge des verabreichten radioaktiven Jods. In der Regel können die Patienten entlassen werden, sobald die Strahlungswerte in ihrem Körper auf ein sicheres Niveau gefallen sind, was mit einem Geigerzähler gemessen wird.

Nachbehandlung
Nach der RAI-Therapie müssen die Patienten möglicherweise mehrere Vorsichtsmaßnahmen treffen, um andere nicht der Strahlung auszusetzen. Diese Maßnahmen sind besonders wichtig für Personen, die höhere Dosen von RAI erhalten haben. Zu den häufigen Empfehlungen gehören:
- Mehrere Tage bis eine Woche Abstand zu anderen Personen halten, insbesondere zu schwangeren Frauen und kleinen Kindern.
- Allein schlafen und engen Kontakt für mindestens eine Woche vermeiden.
- Separate Badezimmer benutzen oder das Badezimmer nach der Benutzung gründlich reinigen, da kleine Mengen Strahlung im Urin, Speichel und Schweiß ausgeschieden werden.
- Die Toilette nach der Benutzung zweimal spülen, um die Strahlung im Badezimmer zu reduzieren.
- Kleidung, Bettwäsche und Utensilien separat von anderen Familienmitgliedern waschen.

Diese Vorsichtsmaßnahmen helfen, die Strahlenexposition für andere zu begrenzen und Kontamination zu verhindern.

Nebenwirkungen und Risiken

Obwohl die RAI eine hochgradig gezielte Therapie ist, ist sie nicht ohne Risiken und Nebenwirkungen. Zu den häufigsten Nebenwirkungen gehören:

- Halsschmerzen: Da sich das radioaktive Jod im Schilddrüsenbereich konzentriert, können die Patienten in den Tagen nach der Behandlung Halsschmerzen oder Unbehagen verspüren.
- Übelkeit und Erbrechen: Einige Patienten können nach der Einnahme von RAI Übelkeit verspüren, obwohl dies in der Regel mild und vorübergehend ist.
- Trockenheit im Mund und Schwellung der Speicheldrüsen: Da radioaktives Jod in den Speicheldrüsen akkumulieren kann, können Patienten unter Mundtrockenheit (Xerostomie) oder Schwellungen der Speicheldrüsen leiden. Dies kann zu Unbehagen und einer verringerten Speichelproduktion führen, wodurch das Risiko von Zahnproblemen und Infektionen steigt. Um Probleme mit den Speicheldrüsen zu mindern, wird den Patienten geraten:
  - Saure Bonbons oder Zitronenbonbons nach der Behandlung zu lutschen, um die Speichelproduktion zu stimulieren.
  - Viel Wasser zu trinken und hydratisiert zu

bleiben.

- Die Speicheldrüsen sanft zu massieren, um die Schwellung zu reduzieren.

- Veränderte Geschmacks- oder Geruchswahrnehmung: Einige Patienten berichten von einem metallischen Geschmack im Mund oder Veränderungen ihres Geschmacks- oder Geruchssinns, die mehrere Wochen oder Monate anhalten können.

- Müdigkeit: Temporäre Müdigkeit ist nach der RAI-Behandlung häufig, und es kann mehrere Wochen dauern, bis sich die Energielevels vollständig erholt haben.

- Niedrige Blutwerte: In seltenen Fällen kann die RAI-Therapie vorübergehend die Blutkörperchen, insbesondere die weißen Blutkörperchen und Blutplättchen, senken, was das Risiko von Infektionen oder Blutungen erhöhen kann.

- Risiko sekundärer Krebserkrankungen: Obwohl sehr selten, besteht ein kleines Risiko, dass die Strahlung von I-131 die Wahrscheinlichkeit erhöht, sekundäre Krebserkrankungen wie Leukämie oder andere Krebsarten zu entwickeln.

Nachsorge und Langzeitüberwachung

Nach der RAI-Therapie benötigen die Patienten regelmäßige Nachsorgeuntersuchungen, um ihre Genesung zu überwachen und nach Anzeichen von verbleibendem oder wiederkehrendem Schilddrüsenkrebs zu suchen. Dies umfasst typischerweise:

- Schilddrüsenfunktionstests (TSH, freies T4): Diese Tests überwachen die Hormonspiegel und passen die Schilddrüsenhormon-Ersatztherapie (Levothyroxin) entsprechend an.

- Thyreoglobulinspiegel: Thyreoglobulin ist ein Protein, das von Schilddrüsenzellen, einschließlich Schilddrüsenkrebszellen, produziert wird. Nach einer totalen Thyreoidektomie und RAI-Therapie sind nicht nachweisbare Thyreoglobulinspiegel ein Marker für eine erfolgreiche Behandlung. Steigende Thyreoglobulinspiegel können auf ein Wiederauftreten des Krebses hinweisen.

- Ganzkörperuntersuchungen: Nach der RAI-Therapie wird eine Ganzkörperuntersuchung durchgeführt, um verbleibendes Schilddrüsengewebe und verborgene Bereiche von Schilddrüsenkrebs zu erkennen. Diese Untersuchung verwendet kleine Dosen von Iod-131 oder Iod-123, einer ähnlichen radioaktiven Substanz. Einige Behandlungszentren führen diese Untersuchung möglicherweise auch vor der RAI-Therapie durch, um Schilddrüsenreste oder Metastasen zu kartieren.

Für die meisten Patienten ist die RAI-Therapie äußerst effektiv, insbesondere für Patienten mit Schilddrüsenkrebs mit geringem Risiko. Eine fortlaufende Überwachung ist jedoch entscheidend, um eine langfristige Remission zu gewährleisten und ein Wiederauftreten frühzeitig zu erkennen.

F. Welche Rolle spielt die Strahlentherapie bei der Behandlung von Schilddrüsenkrebs?

Antwort: Die Strahlentherapie ist ein komplexes medizinisches Verfahren, das hochenergetische Röntgenstrahlen oder Partikel verwendet, um Krebszellen gezielt anzugreifen und zu zerstören. Dieser therapeutische Ansatz zielt nicht nur darauf ab, bösartige Tumoren zu beseitigen, sondern auch die mit Krebs verbundenen Symptome zu lindern. Im Kontext von Schilddrüsenkrebs ist die am häufigsten verwendete Form der Strahlentherapie die sogenannte externe Strahlentherapie (EBRT). Bei dieser Methode wird die Strahlung von einer außerhalb des Körpers befindlichen Maschine abgegeben, was eine gezielte Behandlung ohne invasive Verfahren ermöglicht.

Obwohl die Strahlentherapie eine wertvolle Behandlungsoption für verschiedene Krebsarten ist, wird sie selten zur Behandlung von papillären und follikulären Schilddrüsenkrebserkrankungen eingesetzt. Diese Krebsarten sprechen in der Regel gut auf andere therapeutische Strategien an, wie z. B. chirurgische Eingriffe und radioaktive Jodtherapie (RAI). Im Gegensatz dazu kann der anaplastische Schilddrüsenkrebs, eine aggressivere und seltener auftretende Variante, Strahlentherapie erforderlich machen, insbesondere in Fällen, in denen ein chirurgischer Eingriff nicht möglich ist oder RAI-Therapie nicht wirksam war.

Neben seiner Hauptrolle bei der Behandlung von anaplastischem Schilddrüsenkrebs kann die Strahlentherapie auch mehrere andere Zwecke erfüllen, einschließlich:

- Symptomlinderung: Die Strahlentherapie kann belastende Symptome wie Schluckbeschwerden, Stimmveränderungen oder Schmerzen lindern, die durch Krebs verursacht werden, der in den Hals metastasiert ist. Dies ist besonders relevant für Patienten, die erhebliches Unbehagen empfinden, da dies ihre Lebensqualität verbessern kann.

- Verhinderung des weiteren Tumorwachstums: In Fällen, in denen der Krebs über die Schilddrüse hinaus auf andere Organe, wie Knochen oder das Gehirn, übergegriffen hat, kann die Strahlentherapie eingesetzt werden, um das weitere Tumorwachstum zu hemmen. Dieser präventive Aspekt der Behandlung kann entscheidend sein für das Management metastasierender Erkrankungen und die Aufrechterhaltung des allgemeinen Wohlbefindens des Patienten.

Der Planungs- und Behandlungsprozess

Bevor die Strahlentherapie beginnt, findet eine entscheidende Planungsphase statt, die als Simulation bekannt ist. Während dieser Sitzung werden die Gesundheitsdienstleister Sie genau in der Position platzieren, in der Sie sich während der tatsächlichen Behandlungssitzungen befinden werden. Das Ziel ist sicherzustellen, dass die Strahlen genau auf den Tumor gerichtet sind, während die Exposition gegenüber umliegenden gesunden Geweben minimiert wird.

Um diesen Prozess zu unterstützen, werden bildgebende Tests, wie z. B. ein Computertomographie (CT)-Scan, durchgeführt. Diese Scans liefern detaillierte Bilder des Behandlungsbereichs, die die Erstellung eines hochgradig personalisierten Behandlungsplans ermöglichen, der auf die individuellen Merkmale Ihres Krebses zugeschnitten ist.

Sobald die Planung abgeschlossen ist, gehen Sie zu den Strahlentherapiesitzungen über. Während dieser Sitzungen liegen Sie auf einer Behandlungsliege und halten die Position ein, die während der Simulation festgelegt wurde. Der Techniker, der die Strahlenmaschine bedient, wird diese von einem separaten Raum aus steuern, bleibt jedoch während der gesamten Behandlung in ständigem visuellen und akustischen Kontakt mit Ihnen. Diese Anordnung dient dazu, sowohl Ihre Sicherheit als auch Ihren Komfort zu gewährleisten.

Die eigentliche Strahlentherapie ist in der Regel schmerzlos, und jede Sitzung dauert im Allgemeinen nur wenige Minuten. Der gesamte Prozess, einschließlich Vorbereitung und Positionierung, kann jedoch die Gesamtdauer jedes

Besuchs auf etwa 30 bis 60 Minuten verlängern.

Die Strahlentherapie bei Schilddrüsenkrebs wird normalerweise an fünf Tagen in der Woche über mehrere Wochen verabreicht. Dieser Zeitplan ermöglicht eine effektive Zielsetzung auf Krebszellen, während gesunde Zellen die notwendige Zeit zur Erholung zwischen den Sitzungen erhalten. Dieses Gleichgewicht ist entscheidend für die Optimierung der Behandlungsergebnisse und die Minimierung möglicher Schäden an umliegenden Geweben.

Es ist wichtig zu erkennen, dass es auch zu einer Vielzahl von Nebenwirkungen führen kann, insbesondere wenn die Strahlentherapie auf den Halsbereich gerichtet ist. Zu diesen Nebenwirkungen können gehören:

1. Hautreaktionen: Viele Patienten erfahren hautbezogene Probleme wie Ausschlag, Rötung oder Irritation an der Behandlungsstelle. Diese Reaktionen können in ihrer Schwere variieren und spezielle Hautpflegemaßnahmen erfordern, um das Unbehagen zu lindern.
2. Schluckbeschwerden: Die Bestrahlung von Geweben im Hals kann zu Schluckbeschwerden führen, einem Zustand, der als Dysphagie bekannt ist. Dies kann für Patienten besonders belastend sein und erfordert möglicherweise diätetische

Anpassungen oder Interventionen zur Bewältigung der Schluckprobleme.
3. Trockenheit im Mund: Die Strahlentherapie kann zu einer verminderten Speichelproduktion führen, was zu Mundtrockenheit (Xerostomie) führt. Dieser Zustand kann die allgemeine Mundgesundheit beeinträchtigen, was es schwierig macht, eine angemessene Hygiene aufrechtzuerhalten und Mahlzeiten zu genießen.
4. Dicker Speichel: Neben der Mundtrockenheit können einige Patienten auch dickflüssigen Speichel erleben, der seine Konsistenz verändert und das Schlucken und Sprechen potenziell erschwert.
5. Geschmacksveränderungen: Viele Personen, die sich einer Strahlentherapie unterziehen, berichten von Veränderungen ihres Geschmackssinns. Diese Veränderungen können vorübergehend oder in einigen Fällen dauerhaft sein und die Freude am Essen beeinträchtigen.
6. Erschöpfung: Eine häufige Nebenwirkung der Strahlentherapie ist Müdigkeit, die durch ein allgemeines Gefühl von Müdigkeit oder Schwäche gekennzeichnet ist. Diese Müdigkeit kann sich während der Behandlung ansammeln und Anpassungen der täglichen Aktivitäten und Routinen erforderlich machen.

Die meisten Nebenwirkungen, die mit der Strahlentherapie in Verbindung stehen, treten in der Regel während der Behandlungszeit auf und verbessern sich oft danach. Bestimmte Nebenwirkungen, wie Mundtrockenheit oder Geschmacksveränderungen, können jedoch langfristig bestehen bleiben oder sogar Jahre später auftreten. Es ist wichtig, offene Gespräche mit Ihrem Gesundheitsdienstleister über diese potenziellen Risiken zu führen, insbesondere wenn die Strahlentherapie als Teil Ihres Behandlungsplans empfohlen wird.

F. Was ist die Rolle der systemischen Therapie bei der Behandlung von Schilddrüsenkrebs?

Antwort: Zunächst wollen wir einige medizinische Begriffe klären. Chemotherapie, gezielte Therapie, Immuntherapie, hormonelle Therapie und systemische Therapie sind verschiedene Ansätze zur Krebsbehandlung, die jeweils ihre eigenen Mechanismen und Anwendungen haben.

Die Chemotherapie beinhaltet die Verwendung von Medikamenten, die schnell teilende Zellen, einschließlich Krebszellen, angreifen. Sie betrifft jedoch auch normale, gesunde Zellen, die sich schnell teilen, was zu Nebenwirkungen wie Haarausfall, Müdigkeit und Übelkeit führen kann. Chemotherapie wird oft als eine breite, unspezifische Behandlung angesehen, da sie sowohl krebsartige als auch gesunde Zellen angreift.

Im Gegensatz dazu ist die gezielte Therapie präziser und konzentriert sich auf spezifische Moleküle oder Signalwege, die am Wachstum und Überleben von Krebszellen beteiligt sind. Durch die gezielte Beeinflussung krebsspezifischer Abnormalitäten werden normale Zellen in der Regel geschont, was zu weniger Nebenwirkungen im Vergleich zur Chemotherapie führt.

Die Immuntherapie funktioniert, indem sie die natürlichen Abwehrkräfte des Körpers stärkt, um Krebs zu bekämpfen. Anstatt den Krebs direkt anzugreifen, stimuliert sie das Immunsystem, Krebszellen zu erkennen und zu zerstören. Zu diesem Ansatz gehören Checkpoint-Inhibitoren, CAR-T-Zelltherapie und Impfstoffe, die darauf abzielen, das Immunsystem darauf zu trainieren, Krebszellen anzugreifen.

Schließlich ist die systemische Therapie ein Überbegriff, der alle Behandlungen umfasst, die im gesamten Körper wirken und Krebszellen unabhängig von ihrem Standort betreffen. Dazu gehören Chemotherapie, gezielte Therapie, Immuntherapie und hormonelle Therapie. Im Wesentlichen bezieht sich die systemische Therapie auf jede Behandlung, die über den Blutkreislauf verteilt wird, um Krebszellen zu behandeln, die möglicherweise über den primären Tumorort hinaus metastasiert sind, und unterscheidet sich von lokalisierten Behandlungen wie Operation oder Strahlentherapie.

Die Hauptarten der systemischen Therapie, die in der Behandlung von Schilddrüsenkrebs eingesetzt werden, sind Chemotherapie, gezielte Therapie und Immuntherapie. Nun werden wir jede Art der systemischen Therapie nacheinander besprechen.

Gezielte Therapie

Gezielte Therapien sind Medikamente, die spezifisch bestimmte Krebszellen angreifen, während sie Schäden an normalen Zellen minimieren. Sie werden typischerweise eingesetzt bei:

- Schilddrüsenkrebsarten, die nicht operabel sind oder nicht mit radioaktivem Jod (RAI) behandelt werden können
- Rückfällen von Schilddrüsenkrebs nach der ersten Behandlung
- Metastasiertem Schilddrüsenkrebs, der trotz vorheriger Interventionen weiter wächst

Die meisten gezielten Therapien bei Schilddrüsenkrebs sind Kinase-Inhibitoren, die die Signale blockieren, die Krebszellen für ihr Wachstum benötigen. Diese Medikamente werden normalerweise oral in Form von Kapseln eingenommen. Wir werden verschiedene Medikamente zur gezielten Therapie in Abschnitten, die speziellen Arten von Schilddrüsenkrebs gewidmet sind, näher untersuchen.

Spezifische Nebenwirkungen der gezielten Therapie können umfassen:
- Körperschmerzen
- Hautausschlag
- Bluthochdruck
- Abnorme Blutungen
- Ernsthafte Probleme, die das Herz, die Haut oder das Verdauungssystem betreffen

Chemotherapie

Chemotherapie wird bei Schilddrüsenkrebs nicht häufig eingesetzt, außer in seltenen Fällen wie bei anaplastischem Schilddrüsenkrebs, der aggressiv ist und gegenüber anderen Behandlungen resistent ist. Bei dieser Art von Krebs wird die Chemotherapie oft mit Strahlentherapie kombiniert. Die Medikamente werden normalerweise intravenös verabreicht und zirkulieren im gesamten Körper, um die Krebszellen anzugreifen. Die Namen und Dosierungsschemata der Chemotherapeutika werden in den entsprechenden Abschnitten behandelt.

Nebenwirkungen der Chemotherapie:
- Müdigkeit
- Übelkeit und Erbrechen
- Durchfall oder Verstopfung
- Haarausfall
- Mundgeschwüre

- Appetitlosigkeit
- Niedrige Blutkörperchenzahlen, was zu einem erhöhten Risiko für Infektionen, Anämie oder Blutungsprobleme führt

Späte Nebenwirkungen können ein erhöhtes Risiko für die Entwicklung von Sekundärkrebs, Herzkrankheiten und Unfruchtbarkeit umfassen.

Es ist wichtig, sowohl sofortige als auch verzögerte Nebenwirkungen zu überwachen und etwaige Bedenken mit Ihrem Behandlungsteam zu besprechen.

PAPILLÄRES SCHILDDRÜSENKARZINOM (PTC)

Das papilläre Schilddrüsenkarzinom (PTC) ist eine gut behandelbare bösartige Erkrankung. Papillärer Schilddrüsenkrebs und follikulärer Schilddrüsenkrebs sind differenzierte Schilddrüsenkrebserkrankungen. Der Begriff „differenziert" bedeutet, dass die Krebszellen noch bis zu einem gewissen Grad normalen Schilddrüsenzellen ähneln und dazu neigen, langsamer zu wachsen und sich auszubreiten.

Die Operation ist die erste Wahl, wenn sie technisch machbar ist. Es gibt zwei Arten von chirurgischen Eingriffen: die totale Thyreoidektomie und die Lobektomie. Die chirurgische Entscheidungsfindung basiert auf vielen Faktoren, wobei die bildgebende Diagnostik die wichtigste Hilfestellung bietet. Die Hauptbildgebungsmethode ist der zervikale Ultraschall, der die Schilddrüse sowie die zentralen und lateralen Kompartimente umfasst. Der zervikale Ultraschall identifiziert metastatische Stellen, die bei der körperlichen Untersuchung nicht wahrgenommen werden. Aufgrund der Identifizierung einer Ausbreitung des Krebses, die bei der körperlichen Untersuchung nicht erkannt wird, kann die chirurgische Strategie bei bis zu 40 % der Patienten geändert werden.

Wenn verdächtige Lymphknoten im Ultraschall oder bei der klinischen Untersuchung festgestellt werden oder wenn eine Parese der Stimmbänder vorliegt, sollte eine Schnittbildgebung (CT-Scan oder MRT) durchgeführt werden. Idealerweise sollte in diesem Zusammenhang ein CT-Scan mit Kontrastmittel durchgeführt werden, das „iodiert" ist. In einigen Situationen kann die Durchführung eines kontrastmittelverstärkten CT-Scans die RAI-Behandlung verzögern, wird jedoch nicht als nachteilig angesehen.

Neben bildgebenden Verfahren ist es unerlässlich, die Beweglichkeit der Stimmbänder zu beurteilen, insbesondere bei Patienten mit abweichender Stimme, einer chirurgischen Vorgeschichte, die die wiederkehrenden Kehlkopfnerven oder den Vagusnerv betrifft, invasiver Erkrankung oder umfangreicher Erkrankung des zentralen Halsbereichs. Die Beweglichkeit der Stimmbänder kann durch Ultraschall, indirekte Spiegel-Laryngoskopie oder faseroptische Laryngoskopie bewertet werden.

Operation

Die Wahl zwischen totaler Thyreoidektomie und Lobektomie als primäre Behandlung ist in der Regel klar und folgt bestimmten Richtlinien. Allerdings können die institutionellen Praktiken variieren, und jeder Fall ist einzigartig.

Eine totale Thyreoidektomie wird für Patienten mit mindestens einem der folgenden Faktoren empfohlen:

- Bekannte fernmetastasen
- Extrathyreoidale Ausbreitung
- Metastasen in lateralen zervikalen Lymphknoten
- Grobe Metastasen in den zentralen Hals-Lymphknoten
- Schlecht differenzierte und differenzierte hochgradige Histologie

Eine totale Thyreoidektomie kann auch für Patienten in Betracht gezogen werden mit:

- Bilateraler Nodularität
- Tumor > 4 cm im Durchmesser
- Vorheriger Strahlenexposition

Bei der Durchführung von Schilddrüsenkrebsoperationen ist es von größter Bedeutung, die Halslymphknoten ordnungsgemäß zu behandeln. Der Umfang der Halslymphknotenentfernung hängt von spezifischen klinischen Kriterien ab; jedoch gibt es einige Unsicherheiten innerhalb dieser Kriterien, und das Urteil des Chirurgen sollte in jedem einzelnen Fall überwiegen. Klinisch positive und/oder durch Biopsie bestätigte nodale Metastasen sollten mit einer formalen kompartimentalen Resektion behandelt werden. Im zentralen

Halsbereich umfasst dies die Durchführung einer einseitigen oder bilateralen Level-VI-Dissektion. Experten empfehlen jedoch keine prophylaktische zentrale Halsdissektion, wenn die zentralen Kompartiment-Lymphknoten klinisch negativ sind.

In den meisten Fällen, wenn die Lymphknoten an der Seite des Halses betroffen sind und eine modifizierte radikale Halsdissektion durchgeführt wird, ist auch eine Operation im zentralen Teil des Halses auf derselben Seite erforderlich. Das bloße Entfernen einzelner betroffener Lymphknoten (manchmal als "Cherry-Picking" bezeichnet) wird nicht als ausreichend angesehen, um die Lymphknotenerkrankung in Bereichen, die zuvor nicht operiert wurden, ordnungsgemäß zu behandeln.

Für Patienten mit niedrigem Risiko für papillären Schilddrüsenkrebs (PTC) wird in der Regel eine Lobektomie (Entfernung eines Lappens der Schilddrüse) bevorzugt. Eine totale Thyreoidektomie (Entfernung der gesamten Schilddrüse) ist eine weitere Option für PTC mit niedrigem Risiko, wird jedoch als weniger häufige Wahl betrachtet. Wenn ein Patient lebenslang keine Schilddrüsenhormontherapie einnehmen kann oder möchte, wird eine Lobektomie mit Isthmusektomie (Entfernung des Gewebebrückens zwischen den Lappen) empfohlen. Einige Patienten entscheiden sich für eine totale Thyreoidektomie, um die Notwendigkeit einer zweiten Operation zu vermeiden, während andere eine Lobektomie bevorzugen, um zu versuchen, eine lebenslange Hormonersatztherapie zu vermeiden. Die meisten Richtlinien empfehlen keine aktive Überwachung (abwarten und beobachten) für Patienten mit PTC. Bei PTC-Tumoren, die 1 cm oder kleiner sind und keine besorgniserregenden Merkmale aufweisen (wie Lymphknotenbefall oder Tumorwachstum in der Nähe der Luftröhre), könnte eine Operation nicht erforderlich sein, und eine enge Überwachung mit Ultraschall könnte ausreichend sein.

Studien deuten darauf hin, dass bei sorgfältig ausgewählten Patienten die Überlebensrate nach einer Lobektomie (auch als partielle Thyreoidektomie bezeichnet) ähnlich war wie die Überlebensrate nach einer totalen Thyreoidektomie. Eine totale Thyreoidektomie ist jedoch mit einer erhöhten Überlebensrate bei Patienten mit hohem Risiko verbunden. Die Risikofaktoren sind diejenigen, die die Indikationen für die totale Thyreoidektomie wie oben beschrieben darstellen.

Manchmal wird für Patienten mit niedrigem Risiko, die zunächst eine Lobektomie plus Isthmusektomie hatten, eine vollständige Entfernung der Schilddrüse (Vollthyreoidektomie) empfohlen, wenn eines der folgenden Risikofaktoren vorliegt:
- Ein großer Tumor (über 4 cm)
- Krebs am Rand des entfernten Gewebes
- Bedeutende Ausbreitung über die Schilddrüse

hinaus
- Bestätigter Krebs im anderen Schilddrüsenlappen
- Blutgefäßinvasion
- Bestätigte Lymphknotenmetastasen.

Einige Kliniker argumentieren, dass, wenn einer der oben genannten Risikofaktoren nach einer Lobektomie vorhanden ist, eine Vollthyreoidektomie vermieden werden kann und RAI-Therapie allein ausreicht. Die meisten Experten empfehlen jedoch in solchen Fällen eine totale Thyreoidektomie.

Auf der anderen Seite gibt es bestimmte Risikofaktoren, die eine Vollthyreoidektomie nach einer Lobektomie nahelegen, die jedoch keine absoluten Indikationen sind, was bedeutet, dass die Vollthyreoidektomie in einigen Fällen potenziell vermieden werden kann. Zu diesen Risikofaktoren gehören:
- Lymphatische Invasion
- Schlecht differenzierte oder hochgradige Erkrankung
- Mehrere Tumoren, die größer als 1 cm sind.

Wenn eine Vollthyreoidektomie bei ihnen durchgeführt werden kann, ist dies die beste Option. Alternativ ist auch eine Überwachung der Erkrankung möglich. Die Messung von Tg (Thyroglobulin) und anti-Tg-Antikörpern nach der Operation kann helfen, einen Ausgangswert festzulegen, jedoch gibt es nur begrenzte Daten zur Interpretation dieser Werte, wenn ein Teil der Schilddrüse noch intakt ist. Eine Levothyroxintherapie kann in Betracht gezogen werden, um die Werte des schilddrüsenstimulierenden Hormons (TSH) niedrig oder normal zu halten. Für Patienten mit kleinen Tumoren (4 cm oder kleiner), die vollständig mit klaren Rändern entfernt wurden und keine weiteren besorgniserregenden Anzeichen aufweisen, kann die Überwachung der Erkrankung ausreichen. Auch in diesen Fällen kann eine Levothyroxintherapie in Betracht gezogen werden, um normale TSH-Werte aufrechtzuerhalten.

Radioaktives Jodtherapie

Nach der Operation wird eine Behandlung mit radioaktivem Jod (RAI) empfohlen, wenn bestimmte klinische Faktoren auf ein hohes Risiko hinweisen, dass der Krebs zurückkehrt, sich auf andere Körperteile ausbreitet oder mit der Erkrankung in Zusammenhang stehende Todesfälle verursacht. Ärzte verwenden spezifische klinisch-pathologische Faktoren, um zu entscheiden, ob eine postoperative RAI durchgeführt werden sollte. Die genaue Definition dieser „Risikogruppen" liegt außerhalb des Rahmens dieses Buches. Sie sollten Ihren Arzt nach Ihrer Risikogruppe fragen. Hier sind einige Richtlinien:

1. Niedriges Risiko: RAI wird normalerweise nicht

für Patienten empfohlen, die als niedriges Risiko für ein Wiederauftreten des Krebses oder eine damit verbundene Mortalität gelten.

2. Mittleres/hohes Risiko: RAI kann für Patienten mit mittlerem oder hohem Risiko in Betracht gezogen werden, die nach der Operation keinen sichtbaren verbliebenen Krebs haben.

3. Restkrankheit: RAI wird häufig für Patienten verwendet, die nach der Operation weiterhin Krebs haben oder aufgrund von Fernmetastasen nicht operiert werden können, insbesondere wenn der verbleibende Tumor Jod-131 aufnehmen kann.

Einige Patienten haben jedoch Metastasen, die nicht auf RAI ansprechen, was als jod-refraktäre Erkrankung bekannt ist. Selbst wenn es keine Aufnahme von RAI im Schilddrüsenbett gibt, kann die Behandlung dennoch in Betracht gezogen werden.

Die Forschung ist im Gange zu einer Strategie namens Redifferenzierungstherapie, die darauf abzielt, Patienten zu helfen, die nicht mehr auf RAI ansprechen, die Fähigkeit zurückzugewinnen, Jod aufzunehmen.

Bevor RAI verabreicht wird, ist es entscheidend, nach verbleibenden lokalen Erkrankungen zu suchen, die möglicherweise zuerst einer chirurgischen Behandlung bedürfen. Alle Patienten sollten eine Untersuchung des Halses haben, und wenn der Verdacht auf anhaltende Halskrankheit besteht, sollten bildgebende Tests, typischerweise mit Ultraschall, durchgeführt werden. Bei Bedenken hinsichtlich signifikanter Restkrankheit können CT- oder MRT-Scans mit Kontrastmittel erforderlich sein. Sichtbare Halskrankheiten sollten vor Beginn der RAI-Behandlung chirurgisch entfernt werden.

Darüber hinaus ist ein negativer Schwangerschaftstest für Frauen im gebärfähigen Alter erforderlich, bevor RAI verabreicht wird. Die Dosis von RAI sollte für Kinder angepasst werden, und falls es aufgrund von verbleibendem Schilddrüsengewebe oder Fernmetastasen zu einer höheren als erwarteten Aufnahme kommt, muss die Dosierung möglicherweise geändert werden.

Für Patienten mit erheblichem verbleibendem Krebs im Hals, der nicht chirurgisch entfernt werden kann, kann eine externe Strahlentherapie (EBRT) eine Option sein, insbesondere wenn der Krebs vitalen Strukturen schadet, umliegende Gewebe infiltriert oder schnell wächst. Es ist auch ratsam, die Teilnahme an einer klinischen Studie zur neoadjuvanten Therapie (Behandlung vor der Operation) in Betracht zu ziehen.

Patienten mit großem, lokal fortgeschrittenem Krebs oder schneller Progression sollten an ein spezialisiertes Zentrum überwiesen werden, das viele ähnliche Fälle behandelt, und eine Konsultation mit einem Strahlenonkologen sollte einbezogen werden. Bei nicht operablem Tumor, die eine initiale EBRT erhalten haben und nicht auf RAI ansprechen, wird eine Überwachung empfohlen, und systemische Therapie kann als Behandlungsoption in Betracht gezogen werden.

Überwachung und Nachsorge

Etwa 85 % der Patienten mit papillärem Schilddrüsenkrebs (PTC) werden nach ihrer Operation als niedriges Risiko eingestuft. Die Standardnachsorge für diese Patienten umfasst Ultraschalluntersuchungen des Halses sowie Tests zur Messung von Schilddrüsen-stimulierendem Hormon (TSH), Thyreoglobulin (Tg) und Anti-Thyreoglobulin-Antikörpern (Tg-Ab).

Wenn besorgniserregende Ergebnisse auftreten—wie steigende Tg-Werte, neue Anti-Thyreoglobulin-Antikörper oder abnormale bildgebende Befunde—ist eine häufigere Nachsorge erforderlich. Bei abnormalen bildgebenden Ergebnissen wird eine Biopsie verdächtiger Bereiche empfohlen. Studien legen nahe, dass es ein Risiko für unnötige Eingriffe an nicht-krebsartigen Strukturen gibt, anstatt Schilddrüsenkrebs bei Patienten genau zu identifizieren, die ein niedriges Rezidivrisiko haben, zuvor normale Ultraschalluntersuchungen gezeigt haben und ausgezeichnete biochemische Antworten aufweisen. Daher müssen Patienten, die als niedriges Risiko eingestuft werden, möglicherweise nicht langfristig mit Ultraschall überwacht werden.

Patienten mit signifikanten Restkrankheiten können in der Regel durch die Überwachung von Veränderungen der Tg-Werte im Laufe der Zeit identifiziert werden. Es ist wichtig, Tg mit demselben Labor und der gleichen Testmethode zu messen, da die Werte zwischen verschiedenen Labors erheblich variieren können.

Bei Patienten, die eine totale (oder nahezu totale) Schilddrüsenentfernung und eine Behandlung mit radioaktivem Jod (RAI) mit Jod-131 erhalten haben, definieren die Richtlinien der American Thyroid Association (ATA) das Fehlen eines persistierenden Tumors—auch bekannt als "kein Hinweis auf eine Erkrankung" (NED)—als Erfüllung von drei Kriterien:

1. Keine klinischen Anzeichen eines Tumors
2. Keine bildgebenden Anzeichen eines Tumors
3. Undetektierbare Thyreoglobulin (Tg)-Werte während entweder der TSH-Suppression oder -Stimulation, zusammen mit keinen Anti-Thyreoglobulin-Antikörpern.

Für Patienten, die mit einer totalen Schilddrüsenentfernung behandelt wurden, sollte die Nachsorge eine körperliche Untersuchung sowie Messungen von TSH, Tg und Anti-Tg-Antikörpern umfassen. Bei Patienten mit hohem Risiko für persistierende oder wiederkehrende Erkrankungen, bei denen zuvor RAI-avid metastasiert wurde, oder bei Patienten mit abnormalen Tg-Werten, stabilen oder steigenden Anti-Tg-Antikörpern oder abnormalen Ultraschallbefunden könnte eine RAI-Bildgebung empfohlen werden.

Wenn eine jod-avid Erkrankung mit einem Radioisotop behandelt wurde und nicht mehr nachweisbar ist, eine signifikante biochemische Reaktion zeigt oder bei Nachsorge-Bildgebung mehr als sechs Monate nach der Behandlung erheblich in der Größe abgenommen hat, kann dies als positive Reaktion auf die Behandlung betrachtet werden. Die Wirksamkeit der Jod-131-Behandlung wird auch durch Veränderungen in der Größe bekannter jod-avid Läsionen, die im CT oder MRI sichtbar sind, sowie durch die Überwachung der Tg-Werte (sowohl unstimuliert als auch stimuliert) bewertet.

Bei der Interpretation neuer oder steigender Anti-Tg-Antikörperspiegel ist es wichtig, konsistente Testmethoden zu verwenden, vorzugsweise Radioimmunoassays, da die Ergebnisse je nach verwendetem Assay variieren können. Bei Patienten, die nach der Operation keine RAI-Behandlung erhalten haben, bleiben die Tg-Werte typischerweise niedrig und stabil, was auf ein geringes Risiko für ein Wiederauftreten hinweist. Die Überwachung dieser Patienten umfasst körperliche Untersuchungen, Ultraschalluntersuchungen des Halses sowie Messungen von TSH, Tg und Anti-Tg-Antikörpern. Bei steigenden oder neuen Anti-Tg-Antikörpern können weitere bildgebende Studien, wie z. B.

Schnittbilduntersuchungen, PET-Scans oder RAI-Bildgebung, in Betracht gezogen werden.

Wenn die RAI-Bildgebung negativ ist, können alternative bildgebende Verfahren wie Ultraschall des Halses, CT-Scans des Halses, CT-Scans des Brustkorbs oder FDG-PET/CT verwendet werden. Hochrisikofaktoren für persistierende oder wiederkehrende Erkrankungen umfassen eine unvollständige Tumorentfernung, sichtbare Tumorinvasion und Fernmetastasen.

Wiederkehrende Erkrankung

Wie bei jeder Krebserkrankung kann auch das papilläres Schilddrüsenkarzinom (PTC) nach der Behandlung zurückkehren. Diese Wiederkehr kann im gleichen Bereich (lokoregionale Rezidive) oder in anderen Körperregionen (distale Rezidive) auftreten. Chirurgie ist die beste Behandlungsoption für lokoregionale rezidivierte Schilddrüsenkrebs, wenn der Tumor chirurgisch entfernt werden kann. Wenn der Verdacht auf ein lokoregionales Rezidiv besteht, ist der zervikale Ultraschall das primäre bildgebende Verfahren, das insbesondere zur Untersuchung der zentralen und lateralen Halsregionen verwendet wird. Wenn ein hochauflösender Ultraschall nicht verfügbar ist oder Bedenken hinsichtlich einer Invasion in benachbarte Strukturen bestehen, können auch Schnittbildverfahren wie CT oder MRT hilfreich sein, um die Situation zu bewerten und die Operation zu planen.

Vor der Durchführung einer Operation sollten verdächtige Läsionen, die biopsiert werden können, in der Regel einer Feinnadelaspirationsbiopsie (FNA) unterzogen werden. In Fällen, in denen die Biopsieergebnisse nicht schlüssig sind, kann ein Tg-Waschout-Test zusätzliche Informationen liefern. Ein Ganzkörper-Iodscan kann zukünftige Behandlungsoptionen, einschließlich der Verwendung von radioaktivem Jod (RAI), lenken.

Wenn ein signifikantes nodales Rezidiv in einem Bereich auftritt, der zuvor nicht chirurgisch behandelt wurde, wird eine formelle Kompartimentresektion empfohlen. Im zentralen Halsbereich umfasst dies in der Regel eine einseitige Level-VI-Dissektion und gelegentlich eine Level-VII-Dissektion. Für den lateralen Hals ist eine formelle modifizierte radikale Halsdissektion erforderlich, die die Level II, III, IV und Vb umfasst. In Fällen, in denen die Level I oder Va betroffen sind, muss die Dissektion möglicherweise in diese Bereiche ausgeweitet werden. Das bloße Entfernen einzelner Lymphknoten (oft als "Cherry Picking" bezeichnet) wird für die nodale Erkrankung in einem Bereich, der zuvor nicht dissekziert wurde, nicht als ausreichend erachtet.

Für Fälle, in denen es zu einem Rezidiv in

einem zuvor dissezierten Bereich kommt, kann ein gezielterer Ansatz verfolgt werden. Beispielsweise kann, wenn ein Rezidiv in Level II bei jemandem auftritt, der bereits eine modifizierte radikale Halsdissektion hatte, nur das Level-II-Gebiet behandelt werden müssen. Ähnlich kann ein Rezidiv im zentralen Halsbereich nur eine gezielte Resektion der betroffenen Region erfordern.

Für unresectierbare lokoregionale Rezidive wird eine RAI-Behandlung empfohlen, wenn die Iod-131-Bildgebung positive Ergebnisse zeigt. Andere lokale Therapien wie Ethanolablation oder radiofrequente Ablation (RFA) könnten ebenfalls Optionen sein, wenn diese verfügbar sind. In Fällen, in denen kein Iod-131-Uptake vorliegt, kann eine Strahlentherapie (RT) für ausgewählte Patienten in Betracht gezogen werden, die auf andere Behandlungen nicht angesprochen haben.

Wenn der Verdacht auf eine wiederkehrende Erkrankung aufgrund steigender Tg-Spiegel (entweder basal oder stimuliert) und negativer bildgebender Studien (einschließlich PET-Scans) besteht, kann eine RAI-Therapie mit einer empirisch bestimmten Dosis von mindestens 100 mCi Iod-131 durchgeführt werden. In einem solchen Szenario könnten die potenziellen langfristigen Nebenwirkungen von RAI, wie Mundtrockenheit, Probleme mit den Tränenkanälen, Schäden am Knochenmark und an den Fortpflanzungsorganen sowie ein erhöhtes Risiko für andere

Krebserkrankungen, die Vorteile überwiegen. Für Patienten mit stabiler, niedrigvolumiger Erkrankung, die nicht in der Nähe kritischer Strukturen liegt, kann eine aktive Überwachung eine geeignete Option sein.

Metastatische Erkrankung

Metastatisches papilläres Schilddrüsenkarzinom (PTC) tritt auf, wenn sich der Krebs von der Schilddrüse auf andere Körperteile wie die Lunge, die Knochen oder die Lymphknoten ausbreitet. Während PTC in der Regel eine langsam wachsende und behandelbare Krebserkrankung ist, kann das Management metastatischer Fälle herausfordernder sein. Die Behandlungsoptionen für metastatisches PTC hängen davon ab, ob der Krebs auf die radioaktive Jodtherapie (RAI) anspricht, die oft als Erstlinientherapie eingesetzt wird. Wenn RAI nicht wirksam ist, können auch Operationen, lokale Behandlungen oder zielgerichtete Medikamente in Betracht gezogen werden.

RAI kann zur Behandlung von metastatischem Schilddrüsenkrebs eingesetzt werden, wenn die Krebszellen Jod aufnehmen. Wenn RAI keine Option ist, könnten lokale Behandlungen wie Ethanolablation, Kryoablation oder radiofrequente Ablation (RFA) in Betracht gezogen werden, je nach Verfügbarkeit. Wenn RAI-Therapie nicht wirksam ist, werden je nach Ausbreitung des

Krebses und Anzahl der Tumore unterschiedliche Behandlungen empfohlen. Patienten sollten weiterhin Levothyroxin einnehmen, um ihre Schilddrüsenhormonspiegel im Gleichgewicht zu halten. Genetische Tests könnten ebenfalls durchgeführt werden, um spezifische Mutationen zu identifizieren, die die Behandlung leiten können.

Bei Krebs, der sich auf die Knochen ausgebreitet hat, umfassen die Optionen Operationen zur Linderung von Symptomen, Strahlentherapie oder andere lokale Behandlungen. Medikamente wie Pamidronat, Zoledronsäure oder Denosumab können helfen, knochenbedingte Komplikationen zu verhindern. Wenn eine Operation nicht möglich ist, können auch Verfahren zur Blockierung des Blutflusses zu Knochentumoren in Betracht gezogen werden.

Obwohl RAI den Krebs möglicherweise nicht heilt, kann es in einigen Fällen die Überlebenschancen verbessern. Bei Krebs, der sich auf das Gehirn ausgebreitet hat, wird die chirurgische Entfernung oder zielgerichtete Strahlentherapie (SRS) bei einzelnen Tumoren bevorzugt. Bei mehreren Gehirntumoren wird eine Strahlentherapie empfohlen, und eine Operation kann in bestimmten Situationen in Betracht gezogen werden.

Für Patienten mit klinisch verschlechterter oder symptomatischer Erkrankung sollte eine systemische Therapie in Betracht gezogen werden.

Zu den Behandlungsoptionen gehören:

- Lenvatinib (bevorzugt): Ein oral verabreichtes Medikament.
- Sorafenib: Ein ebenfalls oral verabreichtes Medikament.
- Teilnahme an klinischen Studien.
- Andere kleine Molekül-Kinase-Inhibitoren, wenn keine klinische Studie verfügbar ist.
- Chirurgie zur Entfernung von Fernmetastasen.
- Strahlentherapie für Fernmetastasen.

Lenvatinib wird aufgrund seiner 65%igen Ansprechrate bevorzugt, die deutlich höher ist als die 12%ige Ansprechrate von Sorafenib. Ein wichtiges Limit bei der Anwendung von sowohl Lenvatinib als auch Sorafenib ist jedoch die ungewisse Wirksamkeit bei der Behandlung von Hirnmetastasen.

Wichtige Erkenntnisse aus Studien zur Rolle von Kinase-Inhibitoren bei metastasiertem PTC (und anderen differenzierten Schilddrüsenkrebserkrankungen):

- Lenvatinib ist eine geeignete Behandlung für Patienten jeden Alters mit RAI-refraktärem differenziertem Schilddrüsenkrebs.
- Sorafenib kann ebenfalls bei metastasiertem differenziertem Schilddrüsenkrebs eingesetzt werden, der nicht mehr auf radioaktives Jod (RAI) anspricht, ist jedoch weniger wirksam als Lenvatinib.

- Cabozantinib ist eine Behandlungsoption für Patienten, deren Krebs nach Lenvatinib oder Sorafenib fortgeschritten ist.

Weitere Optionen:
- Dabrafenib/Trametinib für BRAF-positive Fälle.
- Larotrectinib, Entrectinib oder Repotrectinib für Tumoren mit NTRK-Gentranslokationen.
- Selpercatinib oder Pralsetinib für RET-Fusions-positive Krebserkrankungen.
- Therapien, die nicht von der FDA genehmigt sind, jedoch verwendet werden können, wenn keine anderen geeigneten Optionen verfügbar sind: Axitinib, Everolimus, Pazopanib, Sunitinib oder Vandetanib.

Pembrolizumab, ein Anti-PD-1-Antikörper, ist eine Option für Patienten mit Tumoren, die eine hohe tumorale Mutationslast (TMB-H) oder MSI-H/dMMR-Tumoren aufweisen und trotz vorheriger Behandlungen fortgeschritten sind. Bei asymptomatischen Patienten mit indolenter Erkrankung und ohne Hirnmetastasen kann eine aktive Überwachung angemessen sein. Palliative Pflege sollte für Patienten mit fortgeschrittener, progressiver Erkrankung bereitgestellt werden.

Zusammenfassung der systemischen Therapieoptionen für metastasierenden papillären Schilddrüsenkrebs (PTC) oder PTC, der nicht mit Operationen, radioaktivem Jod (RAI) oder Strahlentherapie behandelt werden kann, lässt sich in folgende drei Gruppen einteilen:

1. Lenvatinib (bevorzugt)
2. Sorafenib
3. Alle anderen oben genannten Optionen

Es ist wichtig zu beachten, dass jeder Patient und jedes klinische Szenario einzigartig ist. Eine Therapie, die möglicherweise nicht als die bevorzugte oder überlegene Option eingestuft wird, könnte dennoch die passendste Wahl für eine spezifische Situation sein. Zudem entwickelt sich das therapeutische Landschaft kontinuierlich weiter, da neue Daten veröffentlicht werden. In Anbetracht all dieser Faktoren empfehle ich, das Urteil Ihres behandelnden Teams zu vertrauen und nicht zu zögern, eine zweite Meinung einzuholen, wenn Sie mit den gegebenen Empfehlungen unzufrieden sind.

Medikamente wie Lenvatinib, Sorafenib, Dabrafenib/Trametinib, Larotrectinib, Entrectinib, Repotrectinib, Selpercatinib und Pralsetinib werden alle oral verabreicht. Diese Medikamente gehören zu einer Kategorie von Krebsbehandlungen, die als gezielte Therapien bekannt sind, insbesondere zu den Tyrosinkinase-Inhibitoren (TKIs).

Gezielte Therapie ist eine Form der Krebsbehandlung, die speziell auf die molekularen Veränderungen abzielt, die das Tumorwachstum antreiben. Im Vergleich zur traditionellen Chemotherapie führt dies oft zu einem präziseren

Ansatz. Während Chemotherapie schnell teilende Zellen indiscriminativ angreift und zu einer Vielzahl von Nebenwirkungen wie Haarausfall, Übelkeit und Müdigkeit führt, haben gezielte Therapien tendenziell ein anderes Nebenwirkungsprofil. Diese können Probleme im Zusammenhang mit den spezifischen Signalwegen umfassen, die gehemmt werden, wie Hautausschläge, Durchfall, Bluthochdruck oder Leberfunktionsstörungen. Obwohl gezielte Therapien in der Regel besser vertragen werden, können sie dennoch erhebliche Nebenwirkungen verursachen, die in seltenen Fällen lebensbedrohlich sein können. Diese Nebenwirkungen erfordern eine sorgfältige Überwachung und Behandlung. Die meisten Patienten tolerieren diese Medikamente jedoch gut.

Sobald die Behandlung begonnen hat, ist sie in der Regel lebenslang. Sollte die Krankheit fortschreiten oder sollten die Nebenwirkungen zu schwerwiegend werden, sind Änderungen am Behandlungsregime notwendig.

FOLLIKULÄRER SCHILDDRÜSENKREBS

Das papilläres Schilddrüsenkarzinom und das follikuläre Schilddrüsenkarzinom sind differenzierte Schilddrüsenkarzinome. Der Begriff „differenziert" bedeutet, dass die Krebszellen noch in gewissem Maße normalen Schilddrüsenzellen ähneln und dazu neigen, langsamer zu wachsen und sich auszubreiten. Differenzierte Schilddrüsenkarzinome sprechen in der Regel gut auf Behandlungen wie Chirurgie und radioaktives Jod (RAI) an.

Die Diagnose und Behandlung von papillären und follikulären Schilddrüsenkarzinomen sind recht ähnlich. In diesem Kapitel werden nur die wichtigsten Unterschiede hervorgehoben.

Diagnosetechnisch ist es wichtig zu verstehen, dass die Diagnose eines follikulären Schilddrüsenkarzinoms den Nachweis erfordert, dass der Tumor die Kapsel oder Blutgefäße infiltriert. Im Gegensatz zum papillären Schilddrüsenkarzinom (PTC) ist die Feinnadelaspiration (FNA) nicht so spezifisch für die Diagnose eines follikulären Schilddrüsenkarzinoms, was einen erheblichen Unterschied in der

Behandlung der beiden Typen darstellt.

Im Kapitel über das papilläres Schilddrüsenkarzinom (PTC) haben wir festgestellt, dass eine Feinnadelaspirationsbiopsie (FNA) zur Feststellung einer Primärdiagnose von PTC geeignet ist, die dann die weitere diagnostische Evaluierung und Behandlung leitet. Es ist jedoch wichtig zu erkennen, dass ein FNA-Ergebnis, das auf „verdächtig auf follikuläres Neoplasma" hinweist, in 80 % der Fälle tatsächlich ein benigner follikulärer Adenom sein wird. Die definitive Diagnose eines follikulären Schilddrüsenkrebses erfordert oft die chirurgische Entfernung des Knotens und die mikroskopische Untersuchung des Gewebes auf invasive Merkmale.

Biologisch zeigen follikuläre Neoplasien ein anderes Verhalten im Vergleich zum papillären Schilddrüsenkarzinom (PTC). Während PTC typischerweise in die Lymphknoten im Hals metastasiert, breitet sich das follikuläre Schilddrüsenkarzinom im Allgemeinen nicht auf die Lymphknoten aus. Stattdessen kann es in das Weichgewebe im Hals eindringen. Diese klinische Unterscheidung ist bedeutend; das Vorhandensein von Lymphknotenmetastasen könnte auf eine Fehldiagnose der follikulären Variante von PTC hinweisen oder auf einen gemischten Tumor hindeuten. Molekulare Tests können wertvolle Einblicke in das Malignitätspotenzial von follikulären oder indeterminierten Läsionen geben, indem ihre genetischen Profile analysiert werden.

Da die meisten Patienten mit follikulären Neoplasien, die durch FNA identifiziert wurden, tatsächlich benigne Erkrankungen haben, wird eine totale Thyreoidektomie nur empfohlen, wenn radiografische Beweise oder intraoperative Befunde auf eine extrathyreoidale Ausbreitung während der Operation hinweisen. „Extrathyreoidale Ausbreitung" bezieht sich auf die Ausbreitung von Schilddrüsenkrebs über die Schilddrüse hinaus in das umgebende Gewebe. Dies kann eine Invasion in nahegelegene Strukturen wie Muskeln, Blutgefäße oder lymphatisches Gewebe umfassen. ETE kann vor oder während der Operation festgestellt werden, manchmal wird es jedoch erst bei der pathologischen Untersuchung des Lobektomie-Exemplars entdeckt. Wenn ETE in irgendeiner Phase des Behandlungsprozesses festgestellt wird, ist eine totale Thyreoidektomie angezeigt. Dies bedeutet, dass einige Patienten mit follikulärem Schilddrüsenkrebs zweimal operiert werden müssen.

Einige Patienten entscheiden sich für eine totale Thyreoidektomie, um die Notwendigkeit einer zweiten Operation (Abschluss-Thyreoidektomie) zu vermeiden, falls während der pathologischen Überprüfung ein höheres Risiko für Krebs festgestellt wird. In anderen Fällen ist die Lobektomie mit Isthmusektomie das empfohlene Erstverfahren für durch FNA identifizierte follikuläre Neoplasien. Wenn nach der Lobektomie und Isthmusektomie ein invasives follikuläres Schilddrüsenkarzinom (entweder weit invasiv oder kapsulär angioinvasiv mit vier oder mehr Gefäßen) in der endgültigen Histologie festgestellt wird, wird eine umgehende Abschluss-Thyreoidektomie empfohlen.

Es gibt eine Krankheitsentität namens „minimale invasive follikuläre Schilddrüsenkarzinom"; sie wird definiert als ein kapsuliertes Tumor, der mikroskopische Invasion der Kapsel zeigt, jedoch keine vaskuläre Invasion aufweist. Für diese Fälle ist die Lobektomie die bevorzugte Behandlung, zusammen mit Überwachung, da minimal invasive follikuläre Karzinome und nicht-invasive follikuläre Schilddrüsenneoplasien mit papillären Merkmalen (NIFTP) in der Regel eine ausgezeichnete Prognose haben. Die Vorteile einer totalen Thyreoidektomie bei minimal invasivem follikulärem Karzinom überwiegen nicht die zusätzlichen Risiken.

Andere Aspekte des Managements und der Nachsorge bei follikulärem Schilddrüsenkarzinom sind ähnlich wie bei papillärem Schilddrüsenkarzinom (PTC). Es ist ratsam, den Abschnitt über die postoperative Behandlung von PTC im vorherigen Kapitel zu lesen, da die Themen radioaktives Jod (RAI), Strahlentherapie, Überwachung und Behandlungsoptionen für rezidivierende oder metastasierte Erkrankungen auf das follikuläre Schilddrüsenkarzinom in gleicher Weise anwendbar sind.

ONKOZYTISCHES SCHILDDRÜSENKARZINOM

Das onkozytische Schilddrüsenkarzinom ist ebenfalls eine Form von differenziertem Schilddrüsenkrebs. Es wird häufig in einem späteren Stadium diagnostiziert als das papilläres Schilddrüsenkarzinom (PTC) und das follikuläre Schilddrüsenkarzinom. Die Prognose bei onkozytischem Karzinom ist schlechter.

Die FNA-Zytologie allein gilt als unzureichend für die Diagnose von onkozytischem Krebs, da mehrere häufige gutartige Erkrankungen, wie Adenome und Hashimoto-Thyreoiditis, diesem Typ Krebs ähneln können. Während molekulare Diagnostik in der Vergangenheit nicht besonders hilfreich war, deuten jüngste Fortschritte darauf hin, dass sie nun für diese Krebsart in Betracht gezogen werden sollten.

Für nahezu alle praktischen Zwecke ähnelt das chirurgische und postoperative Management des onkozytischen Karzinoms stark dem des follikulären Schilddrüsenkarzinoms (im vorherigen Kapitel behandelt), mit zwei wesentlichen Unterschieden:
1. Lokoregionale Lymphknotenmetastasen sind

beim onkozytischen Karzinom häufiger. Diese hohe Prävalenz erfordert therapeutische Lymphknotendissektionen in Fällen von klinisch offensichtlicher, biopsiebestätigter Erkrankung.
2. Onkozytisches Karzinom hat eine geringere Wahrscheinlichkeit, Jod-131 zu absorbieren, im Vergleich zu papillären und follikulären Schilddrüsenkarzinomen.

Die postoperative externe Strahlentherapie (EBRT) spielt in der Regel nicht eine große Rolle im Management von papillären und follikulären Schilddrüsenkarzinomen. Bei onkozytischen Karzinomen ist die EBRT jedoch in vielen klinischen Szenarien nützlicher. Die EBRT kann in Betracht gezogen werden für:
- Unresezierbare primäre onkozytische Karzinome, die kein Jod-131 konzentrieren und ein Risiko für lebenswichtige Strukturen darstellen.
- Unresezierbare lokoregionale Rezidive.

Die Behandlung von rezidivierenden oder metastasierenden Erkrankungen folgt denselben Prinzipien wie beim papillären oder follikulären Schilddrüsenkrebs. Für detailliertere Informationen sollten Sie das Kapitel über das papilläres Schilddrüsenkarzinom (PTC) durchsehen.

MEDULLÄRES SCHILDDRÜSENKARZINOM

Das medulläre Schilddrüsenkarzinom (MTC) ist eine einzigartige Form von Schilddrüsenkrebs. Es geht von den neuroendokrinen parafollikulären C-Zellen der Schilddrüse aus. Die meisten (80 %) der Fälle von MTC sind sporadisch. "Sporadisch" bezieht sich auf etwas, das unregelmäßig oder unvorhersehbar auftritt, ohne ein klares Muster, Ursache oder Zusammenhang mit anderen Fällen. In medizinischen Kontexten beschreibt es oft Krankheiten oder Zustände, die zufällig bei einem Individuum auftreten, ohne eine bekannte genetische Veranlagung oder Familiengeschichte. Zum Beispiel bedeutet ein sporadischer Fall von Krebs, dass er bei einem Individuum entwickelt wurde, ohne eine erkennbare genetische Prädisposition oder familiäre Tendenz.

20 % der MTC-Fälle sind jedoch mit erblichen Tumorsyndromen verbunden. Während MTC ein Merkmal dieser Syndrome ist, beinhalten sie auch mehrere andere Manifestationen. Zu diesen Syndromen gehören:
- MEN-Typ 2A (MEN2A): die häufigste Assoziation.
- MEN2B.

Die Ursprungszellen sowohl des sporadischen als auch des erblichen MTC sind die neuroendokrinen parafollikulären C-Zellen. Sporadische Fälle treten in der Regel im fünften oder sechsten Lebensjahrzehnt auf, während erbliche Formen typischerweise in jüngeren Altersgruppen manifest werden. Personen mit MEN2A präsentieren sich typischerweise im dritten oder vierten Lebensjahrzehnt, ohne Geschlechterpräferenz. Bei Patienten mit MEN2A treten Anzeichen oder Symptome einer Hyperparathyreose oder eines Phäochromozytoms selten vor denen des medullären Schilddrüsenkarzinoms (MTC) auf, selbst ohne Screening. Wenn man das Alter bei der Diagnose berücksichtigt, ist die Prognose für Patienten mit erblicher Erkrankung, die in der Regel in jüngerem Alter diagnostiziert werden, wahrscheinlich ähnlich derjenigen von Patienten mit sporadischer Erkrankung. Patienten mit MEN2B, die MTC entwickeln, neigen jedoch dazu, eine lokal aggressivere Erkrankung zu haben im Vergleich zu denen mit MEN2A oder familiärem MTC, obwohl sie in einem noch jüngeren Alter diagnostiziert werden.

Einige klinische Fakten über das medulläre Schilddrüsenkarzinom (MTC):
- Die relative 5-Jahres-Überlebensrate liegt bei etwa 93 % für die Stadien I bis III des MTC.
- Die relative 5-Jahres-Überlebensrate beträgt etwa 28 % für das Stadium IV des MTC.

- MTC präsentiert sich in der Regel mit Knoten im oberen Pol der Schilddrüse.
- Etwa 50 % der Patienten haben zum Zeitpunkt der Diagnose eine metastatische zervikale Adenopathie.
- Bei bis zu 5 % bis 10 % der Patienten mit MTC können zum Zeitpunkt der Erstvorstellung Fernmetastasen vorliegen.
- Viele Patienten mit fortgeschrittenem MTC leiden unter Durchfall und Hitzewallungen aufgrund der Tumorsekretion von Calcitonin und manchmal anderen hormonell aktiven Peptiden wie adrenocorticotropem Hormon (ACTH) und dem Calcitonin-genverwandten Peptid (CGRP).

Das Cushing-Syndrom resultiert selten aus der Tumorproduktion von adrenocorticotropem Hormon (ACTH). Für Patienten, die diese Symptome erleben, kann eine Behandlung mit Somatostatin-Analoga (wie Octreotid oder Lanreotid) von Vorteil sein. Patienten mit unresektablem oder metastasierendem MTC können entweder eine langsam fortschreitende oder eine schnell fortschreitende Erkrankung erleben. Schnelle Verdopplungszeiten von Calcitonin und carcinoembryonalem Antigen (CEA) sind Indikatoren für eine aggressivere Erkrankung. Darüber hinaus sind bestimmte hochgradige pathologische Merkmale, einschließlich Tumorknekrose, einer erhöhten Mitosezahl und einem hohen Ki-67-Proliferationsindex, mit schlechteren Patientenergebnissen assoziiert.

Alle familiären Formen des medullären Schilddrüsenkarzinoms (MTC) und der multiplen endokrinen Neoplasie Typ 2 (MEN2) werden autosomal-dominant vererbt. Autosomal dominant ist ein Vererbungsmuster, bei dem ein Merkmal oder eine genetische Erkrankung von einer Generation zur nächsten über ein dominantes Gen auf einem der Autosomen (den nicht geschlechtsspezifischen Chromosomen, nummeriert von 1 bis 22) weitergegeben wird. Bei der autosomal-dominanten Vererbung:

1. Reicht eine Kopie des veränderten Gens aus, um die Erkrankung zu verursachen. Das bedeutet, dass eine Person, die ein mutiertes Gen von einem der Elternteile erbt, wahrscheinlich Symptome der Erkrankung zeigt, selbst wenn die zweite Genkopie (vom anderen Elternteil) normal ist.
2. Sowohl Männer als auch Frauen haben die gleiche Wahrscheinlichkeit, das Gen zu erben und weiterzugeben, da Autosomen nicht geschlechtsspezifisch sind.
3. Eine Person mit einer autosomal-dominanten Erkrankung hat eine 50%ige Wahrscheinlichkeit, das Gen an jedes ihrer Kinder weiterzugeben.

Einige Fakten über die Genetik von erblichen MTC:
   1. Mutationen im RET-Protoonkogen sind in mindestens 95% der Familien mit MEN2A vorhanden.
   2. Fast alle Patienten mit MEN2B tragen die

RET M918T-Mutation.

Beachten Sie, dass Mutationen in den Exonen 11, 13 und 16 in mindestens 25 % der sporadischen MTC-Tumoren identifiziert wurden, insbesondere die Codon-918-Mutation. Mutationen, die bei sporadischem MTC auftreten, sind jedoch erworbene Mutationen und werden nicht vererbt.

Das Screening nach pathogenen RET-Varianten in Familien mit vererbtem medullärem Schilddrüsenkarzinom (MTC) kann Träger identifizieren, bevor Symptome auftreten. Eine Keimbahn-RET-Testung wird für alle neu diagnostizierten MTC-Patienten empfohlen, auch wenn sie sporadisch sind, ohne die Operation zu verzögern, und Familienangehörige sollten getestet werden, wenn eine Mutation gefunden wird.

Der diagnostische Ansatz für sporadisches MTC unterscheidet sich etwas von anderen Arten von Schilddrüsenkrebs. Sporadisches MTC wird typischerweise nach einer Feinnadelaspiration (FNA) eines einzelnen Knotens vermutet. Die Rolle von Serumcalcitonin in der initialen diagnostischen Abklärung von MTC ist unklar. Calcitonin ist ein Hormon, das von den C-Zellen der Schilddrüse produziert wird. Seine Hauptfunktion besteht darin, die Calciumspiegel im Blut zu regulieren, indem es diese senkt, wenn sie zu hoch werden. Während die Rolle von Calcitonin in der Nachsorge von MTC nach der Behandlung festgelegt ist, werden

basalserumcalcitoninwerte zur Beurteilung von nodulärer Schilddrüsenerkrankung normalerweise nicht empfohlen. Dafür gibt es mehrere Gründe:
1. Nicht alle Patienten mit nodulärer Schilddrüsenerkrankung, die erhöhtes Calcitonin aufweisen, haben MTC. Tatsächlich haben viele dieser Patienten eine gutartige Erkrankung, die ihr Calcitonin erhöht.
2. Die hohen Kosten für das Screening aller Schilddrüsenknoten, wobei nur wenige Fälle von MTC identifiziert werden.
3. Das Fehlen einer bestätigenden Pentagastrin-Stimulationstestung.
4. Die potenzielle Notwendigkeit einer Thyreoidektomie bei Patienten, die tatsächlich gutartige Schilddrüsenerkrankungen haben.

Die Chirurgie ist die bevorzugte Behandlungsoption für MTC. Die standardmäßige präoperative Evaluation umfasst typischerweise die Messung von basalen Serumcalcitonin und Serumkarcinoembryonalantigen, das Screening auf Hyperparathyreoidismus sowie die Beurteilung von urinären und/oder plasmafraktionierten Metanephrinen und Katecholaminen, um ein Phäochromozytom (bei MEN2A und MEN2B) und Hyperparathyreoidismus (bei MEN2A) auszuschließen. Es wird auch empfohlen, eine präoperative Ultraschalluntersuchung der

Schilddrüse und des Halses durchzuführen, die sowohl die zentralen als auch die lateralen Halsräume abdecken sollte.

Wenn klinisch angezeigt, können kontrastverstärkte CT-Scans des Halses und der Brust sowie eine Leber-MRT oder dreiphasige CT-Scans der Leber in Betracht gezogen werden, um nach metastatischen Erkrankungen zu suchen. Das Vorhandensein von Fernmetastasen schließt jedoch nicht die chirurgische Intervention aus. Darüber hinaus ist eine Leberbildgebung in der Regel nicht erforderlich, wenn der Calcitoninspiegel unter 500 pg/mL liegt. Bei Patienten mit einer abnormalen Stimme, einer chirurgischen Vorgeschichte, die die Nerven des Rekurrenslarynx oder Vagus betrifft, invasiver Erkrankung oder signifikantem zentralen Halsbefall sollte eine Beurteilung der Stimmbandsbeweglichkeit durchgeführt werden.

Vor einer Operation bei medullärem Schilddrüsenkarzinom (MTC) ist es unbedingt erforderlich, ein vorhandenes Phäochromozytom zu diagnostizieren. Wenn ein Phäochromozytom vorliegt, sollte es chirurgisch entfernt werden, bevor das MTC behandelt wird, um eine hypertensive Krise (Blutdruck, der auf lebensbedrohliche Werte ansteigt) während des Eingriffs zu verhindern. Wenn ein Phäochromozytom identifiziert wird, sollte es zuerst durch eine laparoskopische Adrenalektomie entfernt werden.

Wie bereits erwähnt, ist die Chirurgie die primäre Behandlung für medulläres Schilddrüsenkarzinom (MTC). Da MTC-Zellen kein Jod aufnehmen, spielt Iod-131 keine Rolle in der Behandlung. Nach der Operation sollten alle Patienten Levothyroxin erhalten; jedoch ist eine TSH-Suppression nicht ratsam, da C-Zellen keine TSH-Rezeptoren haben. Stattdessen sollten die TSH-Werte im normalen Bereich gehalten werden, indem die Levothyroxin-Dosierung angepasst wird. Es ist wichtig, Patienten vor der Operation auf Hyperparathyreoidismus und Phäochromozytom zu untersuchen, auch bei solchen, die anscheinend sporadische Erkrankungen haben. Darüber hinaus wird empfohlen, bei allen Patienten, bei denen MTC diagnostiziert wurde, auf eine Keimbahn-RET-pathogene Variante (PV) zu testen.

Für das medulläre Schilddrüsenkarzinom (MTC) wird immer eine totale Thyreoidektomie empfohlen; eine Lobektomie wird nicht als Option angesehen. Beachten Sie, dass:

1. Eine totale Thyreoidektomie zusammen mit einer bilateralen zentralen Halsdissektion (Stufe VI) für alle Patienten mit medullärem Schilddrüsenkarzinom (MTC), deren Tumoren 1 cm oder größer sind, oder bei denen eine bilaterale Schilddrüsenbeteiligung vorliegt, empfohlen wird.
2. Für Patienten mit Tumoren kleiner als 1 cm

oder einseitiger Schilddrüsenerkrankung wird weiterhin eine totale Thyreoidektomie empfohlen, während eine Halsdissektion in Betracht gezogen werden kann.

Das chirurgische Management von vererbtem MTC ist ein komplexes Thema. Ich werde versuchen, es zu vereinfachen.

1. Bei Patienten mit frühzeitiger Diagnose von MEN2A wird eine prophylaktische totale Thyreoidektomie empfohlen, insbesondere wenn spezifische Codon-Mutationen vorliegen. „Prophylaktisch" bezieht sich darauf, präventive Maßnahmen zu ergreifen, um das Risiko einer Erkrankung zu senken, bevor sie sich entwickelt. In diesem Fall ist die prophylaktische Thyreoidektomie eine Operation zur Entfernung der Schilddrüse bei Personen, die ein hohes Risiko haben, an Schilddrüsenkrebs zu erkranken. Es ist wichtig zu beachten, dass die Person, die sich dieser Operation unterzieht, noch kein MTC hat; das Ziel ist es, die Bildung von Schilddrüsenkrebs zu verhindern.
2. Im Gegensatz dazu wird bei Patienten mit MEN2B eine totale Thyreoidektomie innerhalb des ersten Lebensjahres oder bei Diagnose empfohlen, wenn sie bestimmte Mutationen in Hochrisiko-Codons haben.
3. Eine prophylaktische totale Thyreoidektomie mit bilateraler zentraler

Halsdissektion (Stufe VI) wird allgemein für alle Patienten mit MEN2B empfohlen.
4. Bei Patienten mit MEN2A, die sich einer prophylaktischen Thyreoidektomie unterziehen, wird eine therapeutische ipsilaterale oder bilaterale zentrale Halsdissektion (Stufe VI) empfohlen, wenn erhöhte Calcitonin- oder karzinoembryonale Antigen (CEA)-Werte vorliegen oder wenn Ultraschall Schilddrüsen- oder Knotenveränderungen zeigt.
5. Einige Patienten haben ein niedriges Risiko mit RET-pathogenen Varianten. Wenn keine strukturellen Beweise für eine Erkrankung vorliegen, wird empfohlen, jährliche basale Calcitonin-Tests und Ultraschall durchzuführen. Eine totale Thyreoidektomie und zentrale Lymphknotendissektion können verschoben werden, wenn diese Tests normal sind, keine familiäre Vorgeschichte von aggressivem MTC vorliegt und die Familie zustimmt, die Operation aufzuschieben.
6. In Fällen von MEN2A mit gleichzeitigem Hyperparathyreoidismus sollte der Chirurg entweder eine normale Nebenschilddrüse erhalten oder eine äquivalente Masse einer normalen Nebenschilddrüse autotransplantieren, wenn eine

multiglanduläre Hyperplasie vorliegt.

Wie bereits erwähnt, wird die Therapie mit radioaktivem Jod (RAI) nicht im Management von MTC eingesetzt. Wenn nach der Operation signifikante Restkrankheiten vorliegen, insbesondere wenn eine weitere chirurgische Resektion nicht möglich ist, kann eine externe Strahlentherapie (EBRT) als Standardadjuvansbehandlung in Betracht gezogen werden. Wenn die Operation jedoch angemessen war, wird eine routinemäßige Anwendung von EBRT nach der Operation nicht empfohlen.

Nach der Operation bei medullärem Schilddrüsenkarzinom (MTC) ist es wichtig, die basalen Serumkonzentrationen von Calcitonin und karzinoembryonalem Antigen (CEA) etwa 2 bis 3 Monate postoperativ zu messen.

Bei Patienten mit Restkrankheit kann eine weitere Evaluation erforderlich sein, um resektable Erkrankungen im Hals zu identifizieren oder um Fernmetastasen zu erkennen. Patienten mit nachweisbarem basalen Calcitonin oder erhöhten CEA-Werten, aber negativem Bildgebungsbefund und ohne Symptome, können durch sorgfältige Überwachung behandelt werden.

Insbesondere Patienten mit einem basalen Serum-Cacitoninwert von über 1000 pg/mL, insbesondere wenn im Hals und oberen Mediastinum kein identifizierbares MTC vorliegt, haben wahrscheinlich Fernmetastasen, am häufigsten in der Leber. Es ist jedoch wichtig zu beachten, dass einige Patienten trotz ausgedehnter metastatischer Erkrankung relativ niedrige Serum-CEA- und Calcitoninwerte aufweisen können. Daher ist es ratsam, eine anfängliche postoperative Bildgebung durchzuführen, auch wenn sehr hohe Serummarkerwerte fehlen.

Die routinemäßige Lymphadenektomie oder die Exzision palpabler Tumoren normalisiert in diesen Patienten typischerweise nicht die Serum-Cacitoninwerte. Folglich haben sich die Bemühungen auf die Erkennung und Beseitigung mikroskopischer Tumorablagerungen bei Patienten ohne Fernmetastasen verlagert, mit dem Ziel, ein kuratives Ergebnis zu erzielen.

Bei der Planung einer Wiederholungsoperation mit kurativem Ansatz ist eine gründliche präoperative Bewertung unerlässlich. Dies sollte die lokoregionale Bildgebung umfassen, wie die Ultraschalluntersuchung des Halses und des oberen Mediastinums, sowie Bemühungen, Fernmetastasen auszuschließen, was möglicherweise eine kontrastverstärkte CT oder MRT des Halses, des Brustkorbs und des Abdomens umfasst.

Wichtige Richtlinien für die postoperative Nachsorge:

1. Bewertung der Serum-Marker:

- 2–3 Monate nach der Operation: Beurteilen Sie die Serumwerte von Calcitonin und CEA.

- Nicht nachweisbares Calcitonin & normaler CEA: Wenn beide Marker nicht nachweisbar sind, können die Patienten mit jährlichen Serum-Messungen der Marker überwacht werden.

- Nachweisbares Calcitonin oder erhöhter CEA: Bei Patienten mit einer Erhöhung dieser Marker wird eine Ultraschalluntersuchung des Halses empfohlen, um nach Restkrankheit zu suchen.

2. Überwachung und Nachsorge:

- Bedeutende Anstieg der Werte: Bei Patienten mit einem bemerkenswerten Anstieg des Serum-Cacitonins oder CEA können zusätzliche Studien oder häufigere Tests erforderlich sein.

- Geringe Wahrscheinlichkeit für Restkrankheit: Patienten mit nicht nachweisbaren basalen Calcitoninwerten, die mit einem empfindlichen Assay bestimmt wurden, haben in der Regel eine sehr geringe Wahrscheinlichkeit für signifikante Restkrankheit.

3. Screening auf MEN-Syndrome:

- Für Patienten mit MEN: Jährliches Screening auf Phäochromozytom (für diejenigen mit MEN2B oder MEN2A) und Hyperparathyreoidismus (für diejenigen mit MEN2A) sollte durchgeführt werden.

- Niedrig-Risiko RET PVs: Bei Patienten mit RET-Protogen-Mutationen mit geringerem Risiko kann ein weniger häufiges Screening ausreichend sein.

Bildgebungsempfehlungen für Patienten mit erhöhten Calcitoninwerten

Bei Patienten mit einem Serum-Calcitoninwert von ≥150 pg/mL ist eine umfassende Bildgebung entscheidend, um nach Rest- oder metastasierendem medullärem Schilddrüsenkarzinom (MTC) zu suchen. Folgende Bildgebungsuntersuchungen werden empfohlen:

1. CT oder MRT:
 - Bildgebung von Hals, Brust und Leber: Patienten sollten eine kontrastverstärkte CT oder MRT des Halses, der Brust und der Leber erhalten, um mögliche Metastasen und Resttumoren zu bewerten.

2. Zusätzliche Bildgebungsoptionen:
 - Knochenscan: In ausgewählten Patienten, insbesondere bei erheblich erhöhten Calcitoninwerten, in Betracht zu ziehen, um nach Knochenmetastasen zu suchen.
 - Ganzkörper-MRT: Ebenfalls eine Überlegung für ausgewählte Patienten, die einen umfassenden Überblick über potenzielle Metastasen im gesamten Körper bietet.

Für Patienten mit asymptomatischem medullärem Schilddrüsenkarzinom (MTC), die nachweisbare Serummarker (Calcitonin und CEA) aufweisen, deren Bildgebungsuntersuchungen jedoch keine Krankheitsherde zeigen, kann folgender Ansatz

verfolgt werden:
1. Konservative Überwachung: Regelmäßige Überwachung der Serum-Calcitonin- und CEA-Werte alle 6 bis 12 Monate zur Verfolgung des Krankheitsverlaufs wird empfohlen.
2. Zusätzliche Bildgebungsstudien: Wenn es signifikante Veränderungen in der Verdopplungszeit von Calcitonin oder CEA gibt, können weitere Bildgebungsstudien wie FDG-PET/CT, Gallium-68 DOTATATE PET/CT oder kontrastverstärkte MRT des Halses, der Brust und des Abdomens (unter Verwendung eines Leberprotokolls) erforderlich sein.
3. Für asymptomatische Patienten mit abnormalen Serummarkern, aber konstant negativen Bildgebungsbefunden, stehen Optionen wie fortlaufende Überwachung oder die Überlegung einer zervikalen Wiederoperation zur Verfügung, wenn die erste Operation unvollständig war und eine Restkrankheit vermutet wird.
4. Patienten mit steigenden Serumwerten müssen möglicherweise häufiger bildgebend untersucht werden, um potenzielle Krankheitsprogression zu bewerten.
5. Außerhalb von klinischen Studien werden keine therapeutischen Interventionen empfohlen, die allein auf abnormalen

Serummarkern basieren, ohne Evidenz für eine Erkrankung in der Bildgebung.

Der allgemeine Ansatz zur Behandlung von postoperativen MTC-Patienten mit erhöhten Serum-Biomarkern, aber ohne nachweisbare Erkrankung, konzentriert sich auf eine vorsichtige Strategie der engen Überwachung. Dies stellt sicher, dass die Patienten sorgfältig beobachtet werden, während unnötige Behandlungen vermieden werden, bis eindeutige Beweise für eine aktive Erkrankung vorliegen.

Wiederkehrendes, Persistierendes oder Metastasierendes MTC

Wenn lokoregionale Erkrankungen ohne Fernmetastasen gefunden werden, wird eine chirurgische Resektion empfohlen. Bei unresezierbarer lokoregionaler Erkrankung, die symptomatisch ist oder eine Progression zeigt, können externe Strahlentherapie (EBRT) oder systemische Therapie in Betracht gezogen werden. Eine Behandlung kann auch für symptomatische Fernmetastasen in Betracht gezogen werden, beispielsweise solche, die die Knochen betreffen. Empfohlene Optionen sind palliative Resektion, Ablationsmethoden (wie Radiofrequenzablation oder Embolisation) oder andere regionale Behandlungen zusammen mit einer systemischen Therapie.

Kinasenhemmer könnten für bestimmte Patienten

mit wiederkehrendem/persistierendem/ metastasiertem medullärem Schilddrüsenkarzinom (MTC), das nicht chirurgisch entfernt werden kann, geeignet sein. Während Kinasenhemmer für Patienten mit MTC empfohlen werden können, ist es wichtig zu erkennen, dass sie möglicherweise nicht für Patienten mit stabiler oder langsam fortschreitender, indolenter Erkrankung geeignet sind. Vandetanib und Cabozantinib sind orale Rezeptor-Kinasenhemmer, die das progressionsfreie Überleben bei Personen mit metastasiertem MTC verbessern. Darüber hinaus sind RET-spezifische Inhibitoren wie Selpercatinib und Pralsetinib für Patienten mit RET-mutiertem MTC verfügbar.

Empfehlungen:
- Vandetanib ist eine bevorzugte Behandlungsoption für Patienten mit wiederkehrendem/persistierendem/ metastasiertem MTC.
- Cabozantinib ist ebenfalls eine bevorzugte Behandlungsoption für wiederkehrendes/ persistierendes/metastasiertes MTC.
- Selpercatinib und Pralsetinib sind bevorzugte Behandlungsoptionen für Patienten mit RET-mutierter Erkrankung.
- Pembrolizumab, ein intravenös verabreichtes Immuntherapeutikum, das als Checkpoint-Inhibitor wirkt, kann für Patienten in Betracht gezogen werden, deren Tumoren

eine hohe Tumormutationslast (TMB), Mikrosatelliteninstabilität-hoch (MSI-H) oder eine defiziente Mismatch-Reparatur (dMMR) aufweisen und die nach vorherigen Behandlungen eine Krankheitsprogression erlebt haben und keine anderen wirksamen Behandlungsoptionen zur Verfügung stehen.
- Sunitinib, Sorafenib, Lenvatinib oder Pazopanib können in Betracht gezogen werden, wenn keine anderen geeigneten Optionen vorliegen.

Es ist zu beachten, dass Vandetanib, Cabozantinib, Selpercatinib und Pralsetinib oral verabreichte Medikamente sind. Diese Medikamente gehören zu einer Klasse von Krebsbehandlungen, die als gezielte Therapien bekannt sind, insbesondere Tyrosinkinase-Inhibitoren (TKIs). Tyrosinkinasen sind Enzyme, die eine Schlüsselrolle in der Zellsignalübertragung spielen, indem sie eine Phosphatgruppe von ATP auf die Aminosäure Tyrosin in einem Protein übertragen. Dieser Phosphorylierungsprozess aktiviert oder deaktiviert Proteine und beeinflusst verschiedene Zellfunktionen wie Wachstum, Teilung und Differenzierung. Eine abnormale Aktivierung von Tyrosinkinasen kann zu unkontrolliertem Zellwachstum führen und zur Entstehung von Krebs beitragen. Tyrosinkinase-Inhibitoren (TKIs) sind Medikamente, die entwickelt wurden, um diese Enzymaktivität zu blockieren und so zu verhindern, dass Krebszellen wachsen und sich ausbreiten.

Lassen Sie sich nicht von ihrer Bezeichnung als gezielte Therapie und der oralen Verabreichung täuschen; diese Medikamente haben eine Vielzahl von Nebenwirkungen, die von Medikament zu Medikament unterschiedlich sind. Während einige Nebenwirkungen ernsthafte Gesundheitsrisiken darstellen können, vertragen die meisten Patienten diese Medikamente im Allgemeinen gut. Sobald die Behandlung beginnt, wird sie normalerweise lebenslang fortgesetzt. Wenn die Krankheit fortschreitet oder die Nebenwirkungen unerträglich werden, muss das Behandlungsregime angepasst werden.

ANAPLASTISCHES SCHILDDRÜSENKARZINOM

Anaplastische Schilddrüsenkarzinome (ATC) sind „undifferenzierte" Schilddrüsenkrebsarten. „Undifferenziert" bezieht sich auf Zellen, die die spezialisierten Eigenschaften oder Funktionen, die in reiferen, differenzierten Zellen zu finden sind, nicht aufweisen. Im medizinischen oder pathologischen Kontext zeigen undifferenzierte Zellen oft einen aggressiveren oder abnormalen Zustand an, da sie dem Gewebe, aus dem sie stammen, nicht ähneln. Zum Beispiel sehen in undifferenzierten Tumoren die Krebszellen sehr unterschiedlich aus als normale Zellen dieses Gewebetyps, und diese Tumoren neigen dazu, aggressiver zu wachsen und sich auszubreiten als differenzierte Tumoren. Sie sind fast immer tödlich, mit einer krankheitsspezifischen Sterberate von fast 100 %.

Einige Fakten über ATC:
- Es ist die seltenste Form von Schilddrüsenkrebs.
- Es betrifft in der Regel ältere Menschen, mit einem Durchschnittsalter von etwa 70 Jahren.
- Weniger als 10 % der Patienten sind unter 50 Jahre alt.
- Es betrifft häufiger Frauen. Sechzig bis siebzig

Prozent der Patienten sind Frauen.

- Etwa 50 % der Patienten mit ATC haben eine Vorgeschichte von oder gleichzeitig bestehendem differenziertem Karzinom (PTC, FTC, onkozytisches Karzinom).
- Jod-131-Bildgebung und radioaktive Jodtherapie (RAI) sind bei ATC nicht anwendbar.

Die natürliche Geschichte von ATC ist durch eine schnell wachsende Halsmasse gekennzeichnet, die bald zu Atembeschwerden, Schluckbeschwerden, Nackenschmerzen, Horner-Syndrom, Schlaganfall und Heiserkeit führt, die aus einer Stimmbandlähmung resultieren. Bis zu 50 % der Patienten mit ATC haben bei der Vorstellung Fernmetastasen. Die Lunge und das Pleuragewebe sind die häufigsten Orte für Fernmetastasen. Etwa 15 % der Patienten können Knochenmetastasen haben, 5 % können Hirnmetastasen haben.

Wenn es um die Diagnose geht, müssen wir große Vorsicht walten lassen, da es bei der Feinnadelaspirationszytologie (FNA) schwierig sein kann, ATC von anderen Schilddrüsenkrebsarten zu unterscheiden. Angesichts der hochgradig aggressiven Natur von ATC können die Behandlungsstrategien ohne eine genaue Diagnose unzureichend sein. Daher wird bei Verdacht auf ATC typischerweise eine Kernbiopsie oder chirurgische Biopsie bevorzugt, um die Diagnose zu bestätigen.

Folgendes ist eine typische diagnostische

Untersuchung für ATC:
- Anamnese und körperliche Untersuchung
- Vollständiges Blutbild (CBC) mit Differenzierung
- Umfassendes metabolisches Panel
- Schilddrüsen-stimulierendes Hormon (TSH)-Spiegel
- Direkte Untersuchung des Kehlkopfes zur Beurteilung der Stimmbandbeweglichkeit
- Halsultraschall zur schnellen Beurteilung der Tumorausbreitung und Invasion.
- CT-Scans des Kopfes, des Halses, des Brustkorbs, des Abdomens und des Beckens zur genauen Bestimmung des Ausmaßes des Schilddrüsentumors und zur Identifizierung etwaiger Invasionen in große Blutgefäße und Strukturen des oberen Atem- und Verdauungstrakts.
- PET/CT oder MRT-Scans werden empfohlen, um eine präzise Stadieneinteilung der Erkrankung zu ermöglichen.

Denken Sie daran, dass alle ATC-Fälle als Stadium IV eingestuft werden.

Es ist bedauerlich, dass klinisch erkennbare anaplastische Tumoren häufig inoperabel sind. Viele neue Medikamente werden jedoch in schnellerer Rate für anaplastisches Schilddrüsenkarzinom (ATC) entwickelt und entdeckt. Daher wird empfohlen, Tumortests auf umsetzbare Mutationen wie BRAF, NTRK, ALK, RET,

Mikrosatelliteninstabilität (MSI), defekte Mismatch-Reparatur (dMMR) und Tumormutationslast (TMB) durchzuführen.

Bevor wir die Behandlungsoptionen erkunden, ist es wichtig zu betonen, dass anaplastisches Schilddrüsenkarzinom (ATC) derzeit keine heilenden Behandlungen hat und fast immer tödlich ist. Die mediane Überlebenszeit nach der Diagnose beträgt etwa fünf Monate, mit einer Eins-Jahres-Überlebensrate von etwa 20 %. Patienten mit ATC, deren Erkrankung auf den Hals beschränkt ist, haben im Allgemeinen eine durchschnittliche Überlebenszeit von acht Monaten, während diejenigen mit Metastasen über den Hals hinaus eine durchschnittliche Überlebenszeit von nur drei Monaten haben.

Anaplastisches Schilddrüsenkarzinom (ATC) ist mit einer sehr schlechten Prognose verbunden und zeigt eine begrenzte Ansprechrate auf konventionelle Therapien. Radioaktive Jodtherapie (RAI) ist bei diesen Patienten nicht wirksam. Daher sollte der Schwerpunkt auf palliativem und unterstützendem Pflege liegen, das frühzeitig im Krankheitsverlauf begonnen werden sollte.

Zum Zeitpunkt der Diagnose ist es entscheidend, Gespräche über die End-of-Life-Versorgung zu führen, um sicherzustellen, dass ein klares Verständnis über die Atemwegsmanagement unter den Patienten, der Familie und den Gesundheitsdienstleistern besteht. Eine Tracheotomie, die oft als Lösung für Atemwegsobstruktionen eingesetzt wird, ist typischerweise eine morbide und vorübergehende Maßnahme, die die Lebensqualität des Patienten negativ beeinflussen kann. Dies entspricht möglicherweise nicht den Präferenzen des Patienten.

Nach Bestätigung der Diagnose eines anaplastischen Schilddrüsenkarzinoms (ATC) ist es entscheidend, die Möglichkeit einer lokalen Resektion schnell zu bewerten. Der Umfang der Erkrankung—insbesondere in Bezug auf eine potenzielle Beteiligung des Kehlkopfes, der Luftröhre, der Speiseröhre, des Rachens, der Halsschlagader und anderer Halsstrukturen—sollte von einem Chirurgen, der Erfahrung mit komplexen Halsoperationen hat, gründlich beurteilt werden. Allerdings präsentieren sich die meisten Patienten mit ATC mit inoperabler oder metastasierter Erkrankung. Eine neoadjuvante Behandlung mit Dabrafenib und Trametinib für Patienten mit BRAF V600E-mutiertem anaplastischen Schilddrüsenkarzinom (ATC) kann in Betracht gezogen werden, wenn eine resektable Erkrankung vorliegt. Dieser Ansatz könnte potenziell die chirurgischen Ergebnisse verbessern und wird durch Fallserien unterstützt, die vielversprechende Ergebnisse bei der Erreichung einer vollständigen Resektion zeigen.

Während des Behandlungsprozesses ist es wichtig, die Durchgängigkeit der Atemwege zu überwachen. Wenn der Patient an einer resektablen Erkrankung leidet, die potenziell durch eine Operation geheilt werden könnte, sollte eine totale Thyreoidektomie mit vollständiger Tumorresektion durchgeführt werden, einschließlich der Exzision aller betroffenen lokalen oder regionalen Strukturen und Lymphknoten. Obwohl die totale Thyreoidektomie mit dem Versuch, den Tumor vollständig zu entfernen, keinen signifikanten Überlebensvorteil gezeigt hat, kann sie für eine kleine Gruppe von Patienten, deren Tumoren auf die Schilddrüse beschränkt oder leicht entfernbare Strukturen sind, vorteilhaft sein.

Nach der totalen Thyreoidektomie benötigen die Patienten eine Levothyroxin-Ersatztherapie. In Fällen von Stadium IVc, wo dies dringend erforderlich ist, kann eine Tracheotomie in Betracht gezogen werden, obwohl eine prophylaktische Tracheotomie im Allgemeinen vermieden werden sollte.

Die externe Strahlentherapie (EBRT) kann das Überleben bei bestimmten Patienten verbessern und ist effektiv zur Verbesserung der lokalen Kontrolle, während sie auch palliative Zwecke erfüllt, wie zum Beispiel die Verhinderung von Erstickungsanfällen. Adjuvante Strahlentherapie, insbesondere in Kombination mit gleichzeitiger

Chemotherapie, wurde mit verbesserten Überlebensraten in Verbindung gebracht.

Für solitäre Hirnmetastasen wird entweder eine neurochirurgische Resektion oder eine Strahlentherapie empfohlen. Sobald Hirnmetastasen nachgewiesen werden, ist die krankheitsspezifische Sterblichkeitsrate signifikant hoch, mit einer medianen Überlebenszeit von nur 1,3 Monaten. Bei Patienten mit nicht resezierter oder unvollständig resezierter Erkrankung sollte die Strahlentherapie—typischerweise in Kombination mit Chemotherapie—so schnell wie möglich eingeleitet werden.

Für Patienten, die Schwierigkeiten beim Schlucken haben, kann enterale Ernährung vorteilhaft sein. In solchen Fällen ist es wichtig, ausführliche Gespräche mit dem Patienten über seine Vorlieben zur Ernährung zu führen.

Wenn eine systemische Therapie erforderlich ist, werden bevorzugt zielgerichtete Therapieoptionen eingesetzt. Folgende sind die am häufigsten verwendeten zielgerichteten Therapien für anaplastisches Schilddrüsenkarzinom (ATC):

- Die Kombination von Dabrafenib und Trametinib für Tumoren, die positiv für die BRAF V600E-Mutation sind.
- Larotrectinib, Entrectinib oder Repotrectinib für Tumoren mit NTRK-Gentranslokationen.
- Selpercatinib oder Pralsetinib für RET-fusions-

positive Erkrankungen.

Weitere Optionen sind:
- Paclitaxel
- Doxorubicin
- Die Kombination von Doxorubicin und Cisplatin
- Pembrolizumab
- Pembrolizumab in Kombination mit Lenvatinib
- Nivolumab

Angesichts der schlechten Ergebnisse, die mit den derzeitigen Standardtherapien für anaplastisches Schilddrüsenkarzinom (ATC) verbunden sind, ist es wichtig, dass alle Patienten, unabhängig von ihrem Status der chirurgischen Resektion, für klinische Studien in Betracht gezogen werden.

ABOUT THE AUTHOR

Dr. Bhratri Bhushan

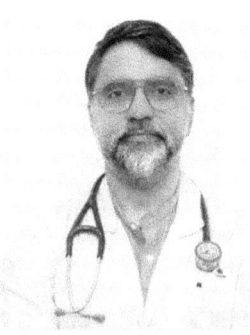

Dr. Bhratri Bhushan ist beratender medizinischer Onkologe und Hämatologe. Er hat einen umfangreichen akademischen und Forschungs-Hintergrund und mehr als einhundert Bücher zu den Themen Onkologie und Innere Medizin veröffentlicht. Seine wissenschaftlichen Beiträge wurden in renommierten Fachzeitschriften der medizinischen Literatur veröffentlicht. Für eine umfassende Sammlung seiner Werke besuchen Sie bitte seine AuthorCentral-Seite unter www.amazon.com/author/bhratribhushan.

www.ingramcontent.com/pod-product-compliance
Lightning Source LLC
Chambersburg PA
CBHW071044240526
45471CB00014B/566